Schilddrüsen-Unterfunktion, Hashimoto und Hormone. Der Schritt-für-Schritt-Ratgeber

Irene Gronegger

Schilddrüsen-Unterfunktion, Hashimoto und Hormone

Der Schritt-für-Schritt-Ratgeber

München 2013

ISBN-10: 1480201162
ISBN-13: 978-1480201163
Version 2.0 (12/2013)

Irene Gronegger
Heßstraße 38
80798 München
gronegger@gmail.com
www.schilddruesen-unterfunktion.de

Inhaltsverzeichnis

Einleitung

Schilddrüsenhormone sind das am häufigsten verordnete Medikament in Mitteleuropa. Vielleicht überrascht Sie das gar nicht sehr – wenn jemand eine Unterfunktion der Schilddrüse hat, gilt das ja als mehr oder weniger normal. Auch andere Probleme sind weit verbreitet, zum Beispiel die vergrößerte Schilddrüse, die umgangssprachlich als Kropf bekannt ist. Doch genauer betrachtet, wissen die meisten Menschen nur wenig über das lebenswichtige Organ: Es ist kaum bekannt, dass eine Unterfunktion der Schilddrüse meistens auf einer Autoimmunerkrankung beruht, nämlich der Hashimoto-Thyreoiditis.

Wenn in Zeitungen und Zeitschriften über die Schilddrüse berichtet wird, steht meist ein anderes Thema im Mittelpunkt – das Spurenelement Jod: Manche Beiträge suggerieren, eine großzügige Versorgung mit Jod schütze generell vor Erkrankungen der Schilddrüse. Tatsächlich bewahrt ausreichend Jod nur vor Jodmangel, nicht vor Schilddrüsenproblemen aller Art. Bei manchen Krankheiten könnte eine tägliche Extraportion Jod sogar schaden, auch bei einer Unterfunktion ist es nicht automatisch unbedenklich.

Hormone haben einen schlechteren Ruf als Jod. Viele Frauen denken bei diesem Stichwort zuerst an die weit verbreitete Hormonersatztherapie in den Wechseljahren, deren Risiken vor einigen Jahren weltweit Schlagzeilen machten. Hormone werden oft mit einem künstlichen und womöglich unnötigen Eingriff in einen natürlichen Ablauf verbunden. Und mancher Mann denkt womöglich, Hormone seien ein Frauenproblem, das ihn nicht viel angeht.

Doch in Sachen Schilddrüse sieht es anders aus. Wer eine Tendenz zur Unterfunktion oder eine Hashimoto-Thyreoiditis hat, kommt an Schilddrüsenhormonen wahrscheinlich nicht dauerhaft vorbei. Zum Glück sind Schilddrüsenhormone unbedenklich, wenn sie vernünftig eingesetzt werden. Doch wie wird eine Unterfunktion eigentlich festgestellt, und wann sind Hormone sinnvoll? Genügt es, wenn der Arzt sagt, dass die Werte im Normalbereich liegen? Und auf welche Laborwerte kommt es überhaupt an? Ist zusätzliches Jod nötig oder nicht?

Dieser Ratgeber richtet sich an alle, die sich in solchen Fragen nicht gut beraten fühlen und sich deshalb selbst informieren möchten. Er kombiniert praktische Erfahrungen und medizinische Fakten, und zwar aus der Perspektive der betroffenen Patientinnen und Patienten. Die weit verbreitete Erwartung, dass Ärzte immer von selbst den Dingen auf den Grund gehen und das Notwendige veranlassen, wird von der Wirklichkeit leider nicht immer eingelöst, in manchen Bereichen ist das sogar noch die Ausnahme. Umso wichtiger sind deshalb gut informierte Patientinnen und Patienten (im weiteren Text vereinfacht Patienten genannt). Manchmal müssen sie selbst etwas Detektivarbeit leisten, um ihrem Problem auf die Schliche zu kommen, und ihren Ärzten einen Wink geben.

Im ersten Teil dieses Ratgebers werden die Unterfunktion, die Hashimoto-Thyreoiditis und deren Ursachen erklärt. Der zweite Teil begleitet Sie durch die fachärztliche Diagnostik. Danach führt Teil 3 Schritt für Schritt durch die Behandlung mit Schilddrüsenhormonen, bis Sie bei Ihrer persönlichen Idealdosis angelangt sind. Für den Fall, dass damit noch nicht alle Probleme gelöst sein sollten, ist der vierte Teil gedacht – hier geht es um Krankheiten und Beschwerdebilder, die oft begleitend zu Hashimoto und zur Unterfunktion auftreten oder ganz ähnliche Symptome verursachen können.

Einige Möglichkeiten der Naturheilkunde sowie die sinnvolle Anwendung von Mineralstoffen und Vitaminen sind die Themen des fünften und sechsten Teils. Daran schließen sich eine Linksammung und ein ausführliches Literaturverzeichnis an. Falls Sie einen medizinischen Beruf haben, können Sie die nach Themen sortierte Literatursammlung auch zur Fortbildung nutzen. Viele der dort gelisteten Artikel lassen sich kostenlos im Internet finden und lesen.

Teil 1: Unterfunktion, Hashimoto – was bedeutet das?

Symptome der Unterfunktion

Die etwa walnussgroße Schilddrüse liegt unterhalb des Kehlkopfs und vor der Luftröhre, sie ist also am Hals gut tastbar. Sie stellt Hormone her, die für alle Zellen des Körpers wichtig sind. Bei einer Unterfunktion (Hypothyreose) dieses lebenswichtigen Organs läuft der gesamte Stoffwechsel zu langsam ab, andere Organe und Gewebe werden nicht mehr optimal versorgt. Häufig treten die ersten Beschwerden schon auf, wenn die Laborwerte noch im Normalbereich liegen. Gut bekannte Symptome sind Trägheit und geringer Antrieb, Müdigkeit und erhöhtes Schlafbedürfnis. Auch nach ausreichend Schlaf kann es schwer fallen, morgens in die Gänge zu kommen, und manche der Erkrankten brauchen zusätzlich einen Mittagsschlaf.

Oft nimmt das Körpergewicht zu, schleichend oder auffallend schnell, obwohl die Essgewohnheiten nicht verändert wurden. Ab und zu kommt es aber auch vor, dass Menschen in der Unterfunktion eher abnehmen, obwohl sie normal essen, andere essen wenig und nehmen trotzdem zu. Unabhängig vom Gewicht frieren viele Menschen in der Unterfunktion stärker als früher und kommen mit Kälte nicht mehr gut zurecht. Sogar die Körpertemperatur kann messbar absinken. Dennoch wachen manche nachts schweißgebadet auf.

Der Herzschlag verlangsamt sich normalerweise, der Ruhepuls kann auf unter 60 Schläge pro Minute sinken. Auch ein niedriger Blutdruck und Schwindel können vorkommen. Andererseits sind Herzrasen oder hoher Blutdruck in der Unterfunktion nicht ausgeschlossen. Eine Tendenz zur Verstopfung ist recht typisch, auch andere Verdauungsbeschwerden sind möglich. Viele Hashimoto-Patienten klagen außerdem über Sodbrennen (Reflux). Erhöhte Blutfettwerte kommen in der Unterfunktion recht häufig vor, werden aber nicht selten auf die Ernährung geschoben. Auch die

Leberwerte können sich verschlechtern. Die körperliche Leistungsfähigkeit nimmt allmählich ab, sowohl die Ausdauer als auch die Muskelkraft, und bei Anstrengungen kann Luftnot auftreten. Auch verspannte und schmerzende Muskeln kommen vor, besonders im Nackenbereich, ebenso Spannungskopfschmerz.

Die geistigen Leistungen werden meistens schlechter, besonders die Konzentration und das Kurzzeitgedächtnis: Gut bekannte Namen und Begriffe liegen sozusagen auf der Zunge, doch sie wollen den Betroffenen nicht einfallen. Auch beim Schreiben können mehr Fehler als früher passieren, und die Handschrift kann schlechter werden. Wer noch keine Diagnose hat, kommt nach solchen Erfahrungen womöglich auf die Idee, frühzeitig an Demenz erkrankt zu sein. Benommenheit und ein Gefühl wie Watte im Kopf sind ebenfalls möglich. Durch solche Symptome kann die Fahrtüchtigkeit eingeschränkt sein. Außerdem kann eine Unterfunktion die Reaktionszeit verlängern, was im Straßenverkehr ebenfalls gefährlich werden kann. Es müssen selbstverständlich nicht bei jedem betroffenen Menschen alle Symptome auftreten. Und manche Probleme schleichen sich mit den Jahren fast unbemerkt in das Leben ein.

Viele kleine Symptome werden üblicherweise nicht direkt mit der Schilddrüse in Verbindung gebracht: Die Haut kann in der Unterfunktion trocken und schuppig werden und sich leicht gelblich färben, weil Betacarotin nicht mehr gut verwertet wird, und das könnte wiederum Nachtblindheit begünstigen. Wenn sich verstärkt Muttermale bilden, könnte das auch mit der Unterfunktion zusammen hängen, sollte aber zusätzlich einem Hautarzt gezeigt werden. Das Gesicht oder die Lider können etwas aufgequollen aussehen, die Augen glanzlos, und die Augenbrauen können ausdünnen. Auch Haarausfall und splitternde, brüchige Fingernägel sind nicht selten. Haare und Nägel wachsen langsamer als früher.

Die Stimme wird oft rau bis heiser, vor allem in den Morgenstunden. Die Sprechweise kann sogar etwas verwaschen klingen. Auch die Sehstärke kann sich verändern, ein Teil der Kurzsichtigen braucht wegen der Unterfunktion eine stärkere Brille als früher. Ohrgeräusche (Tinnitus) können ebenfalls vorkommen, und das Gehör kann sich verschlechtern. Nachts schlafen Hände und Unterarme leichter ein, das kann bis zu Beschwerden mit dem Nervenkanal (Karpaltunnelsyndrom) gehen.

Häufig kommen seelische Beschwerden hinzu – eine Unterfunktion bringt oft depressive Verstimmungen mit sich, auch ausgeprägte Depressionen sind möglich. Manche der Erkrankten fühlen sich schneller emotional überfordert und reagieren labiler als früher, auch weinerliche Stimmungen können bei manchen Betroffenen vorkommen. Solche Reaktionen sind nicht immer leicht von Stimmungsschwankungen anderer Art zu unterscheiden, und das erschöpfte Gefühl kann leicht für Burnout gehalten werden.

Ängste, Panikattacken, Unwirklichkeitsgefühl und einige andere psychische Symptome sind ebenfalls möglich, wenn auch nicht unbedingt typisch. Weitere seelische Belastungen können indirekt durch vermindertes sexuelles Verlangen (Libidoverlust) und bei Männern durch Potenzprobleme entstehen. Bei Frauen im gebärfähigen Alter sind außerdem Zyklusstörungen häufig, die Periode kann sogar ganz ausbleiben. Auch ohne offensichtliche Zyklusprobleme ist Unfruchtbarkeit möglich. Manche Frauen haben sogar mehrere Fehlgeburten hinter sich, wenn das Schilddrüsenproblem schließlich erkannt wird.

Ursachen der Unterfunktion

Eine Unterfunktion der Schilddrüse hat immer einen Grund, auch wenn sich dieser nicht immer eindeutig klären lässt – eine so genannte „normale Unterfunktion" gibt es genau genommen nicht. Die häufigste Ursache ist heutzutage die Hashimoto-Thyreoiditis: Das ist eine Autoimmunerkrankung, die mit einer leichten Entzündung der Schilddrüse (Thyreoiditis) einher geht und das Organ angreift. Die Krankheit ist nach dem japanischen Arzt Hakaru Hashimoto benannt, der sie im Jahr 1912 erstmals medizinisch beschrieben hatte. In Japan ist die Krankheit viel häufiger als in Europa.

Es gibt noch einige andere Schilddrüsenentzündungen, die zur Unterfunktion führen können. Dazu zählen die postpartale Thyreoiditis, die sich bei manchen Frauen im ersten Halbjahr nach einer Geburt entwickelt und der Hashimoto-Thyreoiditis sehr ähnelt, sowie die sehr schmerzhafte Thyreoiditis de Quervain. Andere Entzündungen der Schilddrüse sind selten, ebenso angeborene

Unterfunktionen und einige weitere spezielle Ursachen, die sich in Fachbüchern nachlesen lassen. Ein Jodmangel für sich allein führt in der Regel nicht zu einer Unterfunktion, auch wenn werbliche Berichte über Jod die Sache meistens anders darstellen.

Zahlreich sind diejenigen Patienten, die dauerhaft Schilddrüsenhormone einnehmen müssen, nachdem ihre Schilddrüse teilweise oder vollständig entfernt wurde – auch darauf geht dieser Ratgeber ein. Es gibt verschiedene Gründe, die eine solche Operation notwendig machen können, der häufigste Grund ist eine stark vergrößerte Schilddrüse mit oder ohne Knoten.

In manchen medizinischen Texten werden Sie auf die Formulierung „Funktionsstörung der Schilddrüse" stoßen. Dabei handelt es sich einfach um einen Oberbegriff für die Unter- und Überfunktion, mehr steckt nicht dahinter. Dass keine „Funktionsstörung" vorliegt, bedeutet aber nicht immer, dass die Schilddrüse völlig gesund ist. Deshalb wird dieser missverständliche Ausdruck in diesem Ratgeber nicht verwendet.

Die Hashimoto-Thyreoiditis und ihre Auslöser

Wer ohne eine Operation eine Unterfunktion entwickelt, ist also meistens von einer Hashimoto-Thyreoiditis betroffen. Die Veranlagung für Hashimoto wird vererbt und schließt auch die Krankheit Morbus Basedow ein, die ebenfalls autoimmun bedingt ist, aber zu einer Überfunktion führt. In manchen Familien sind beide Autoimmunerkrankungen der Schilddrüse vertreten. Das bedeutet aber nicht, dass Hashimoto und Basedow Erbkrankheiten sind und ein Mensch zwingend erkrankt, wenn die genetischen Anlagen vorhanden sind. Wahrscheinlich braucht es einen Auslöser, damit Hashimoto oder Basedow ausbricht. Hier werden verschiedene Einflüsse diskutiert. In Internetforen wird oft spekuliert, ob der Reaktorunfall von Tschernobyl für Hashimoto und Basedow verantwortlich ist, das ist aber nicht der Fall. Allerdings hat Schilddrüsenkrebs in stark strahlenbelasteten Gebieten zugenommen.

Was Hashimoto und Basedow angeht, so wirkt sich eine jodreiche Ernährung tendenziell ungünstig aus. Ab welcher täglichen

Dosis das Spurenelement Jod tatsächlich zum Problem werden kann, lässt sich aber nicht allgemein sagen – die Aussagen in der Fachliteratur sind widersprüchlich, und die Empfindlichkeit könnte von Mensch zu Mensch unterschiedlich ausfallen. Zumindest ist hoch dosiertes Jod, zum Beispiel jodhaltiges Kontrastmittel, als Auslöser einer Autoimmunerkrankung der Schilddrüse bekannt. Auch einige andere Medikamente kommen als Trigger in Frage, vor allem Interferon und Lithium. Denkbar ist auch, dass Infektionen mit Viren oder Bakterien eine gewisse Rolle spielen.

Die Erfahrung zeigt außerdem sehr deutlich, dass Hashimoto und Basedow häufig in Zeiten hormoneller Umstellungen ausbrechen: In der Pubertät, in den Monaten nach einer Geburt, in den Wechseljahren oder auch nach dem Absetzen der Anti-Baby-Pille. Das erklärt teilweise den hohen Frauenanteil unter den Hashimoto-Erkrankten, der bei über 80 Prozent liegt. Aber auch genetische Unterschiede zwischen den Geschlechtern könnten hier eine Rolle spielen. Hinzu kommt, dass ein Teil der Erkrankten noch eine andere Autoimmunerkrankung hat.

In den Industrieländern haben Autoimmunerkrankungen in den letzten Jahrzehnten ganz allgemein zugenommen. Wahrscheinlich spielen dabei die moderne Lebensweise und die verbesserte Hygiene eine wesentliche Rolle. Der Anstieg der Autoimmunerkrankungen betrifft auch die Schilddrüse: In den USA haben laut einer aktuellen Studie 13,4 % der Bevölkerung eine Hashimoto-Thyreoiditis, davon hat ungefähr die Hälfte auch eine Unterfunktion. Vor Jahrzehnten galt Hashimoto noch als eine relativ seltene Krankheit, die vor allem bei Frauen in den Wechseljahren auftrat, heutzutage können schon Kinder betroffen sein.

Symptome und Ursachen der Überfunktion

Nun einige Sätze zum Gegenteil der Unterfunktion: Eine Überfunktion (Hyperthyreose) bedeutet, dass zu viele Schilddrüsenhormone in Umlauf sind. Die beiden häufigsten Auslöser einer Überfunktion sind heiße Knoten, die vor allem bei älteren Menschen auftreten, und die Autoimmunerkrankung Morbus Basedow, die eng mit der Hashimoto-Thyreoiditis verwandt ist und überwiegend Frauen trifft. Aber auch bei Hashimoto kann es zu Beginn der Krankheit zu einer vorübergehenden Überfunktion kommen. Dabei fällt die Überfunktion meistens weniger drastisch aus als bei einem Basedow.

Der beschleunigte Stoffwechsel kann sich auf den gesamten Organismus auswirken: Das Herz schlägt rascher, der schnelle Puls kann sich wie Klopfen im Hals oder in den Ohren anfühlen, und bei starker Überfunktion kommen oft zittrige Hände hinzu. Die Verdauung ist tendenziell beschleunigt, das Gewicht nimmt meistens ab, obwohl der Appetit größer ist. Haare und Nägel wachsen schneller, das Haar kann fein und weich sein, oft kommt es aber zu Haarausfall. Wärme wird nicht mehr gut vertragen, die Erkrankten bevorzugen dünne Kleidung und leichte Bettdecken.

Die geistige Leistungsfähigkeit und der Antrieb können zumindest in der ersten Zeit oder bei einer schwachen Überfunktion zunehmen, was beflügelnd wirken kann. Andererseits reduziert der allmähliche Muskelschwund die körperliche Kraft, und auch Schlafprobleme tragen zur Erschöpfung bei. Eine Überfunktion kann auch Nervosität und Unruhe mit sich bringen, außerdem Ungeduld und Gereiztheit, Ängste, Stimmungsschwankungen oder erhöhte Aggressivität, sodass das Leben in vielerlei Hinsicht anstrengender wird. Die Symptome fallen nicht bei jedem Menschen gleich aus. Die Ursache einer Überfunktion sollte immer sorgfältig diagnostiziert werden, damit die optimale Behandlung eingeleitet werden kann. Schilddrüsenhemmer sind nicht generell die richtige Therapie.

Der Verlauf der Hashimoto-Thyreoiditis

Die Krankheit beginnt häufig mit einer leichten oder mittelstarken Überfunktion, die in diesem Zusammenhang „Hashitoxikose“ oder auch „Leckhyperthyreose“ genannt wird. Sie wird nicht immer ärztlich diagnostiziert und manchmal nicht einmal von den Betroffenen deutlich gespürt, falls die Überfunktion schwach ausfällt.

In dieser Phase wird Schilddrüsengewebe zerstört, dabei gelangen die im Gewebe gespeicherten Hormone unkontrolliert in die

Blutbahn, was zur Überfunktion führt. Schilddrüsenhemmer helfen nicht direkt dagegen, da sie nur die Produktion der Hormone drosseln können. Sie können aber nicht verhindern, dass bereits erzeugte Hormone bei einem Schub unkontrolliert freigesetzt werden. Manchmal werden dennoch Hemmer eingesetzt und können die Überfunktion indirekt etwas dämpfen. Häufig werden Betablocker verschrieben, sie senken den Ruhepuls und den Blutdruck.

Nach einigen Wochen bis einigen Monaten normalisieren sich die Schilddrüsenwerte meistens von selbst, und der weitere Verlust an Schilddrüsengewebe schreitet langsamer und unauffälliger fort. Es kann aber auch irgendwann ein weiterer Zerstörungsschub mit einer leichten Überfunktion auftreten. Auch Schübe ohne Überfunktion sind möglich – manche Patienten fühlen sich dabei krank, als ob sie einen grippalen Infekt hätten, manche haben tatsächlich eine heftige Erkältung.

Typisch für die Hashimoto-Thyreoiditis ist, dass das funktionsfähige Schilddrüsengewebe langfristig schwindet, sodass die Hormonproduktion abnimmt und eine Unterfunktion entstehen kann. Wenn schließlich kaum noch Gewebe vorhanden ist, sprechen manche Ärzte von einer ausgebrannten Schilddrüse. Die Krankheit kann aber auch so langsam und milde verlaufen, dass dieses Spätstadium niemals eintritt.

Außerdem gibt es Verläufe, bei denen die Schilddrüse eher wächst, anstatt immer kleiner zu werden. Allerdings handelt es sich dabei um nicht funktionsfähiges Gewebe, sodass die Auswirkungen nicht viel anders sind als bei einer schrumpfenden Schilddrüse. Früher wurden dafür zwei verschiedene Begriffe verwendet: „Ord-Thyreoiditis“ für die Autoimmunerkrankung mit verkleinerter Schilddrüse, und „Hashimoto-Thyreoiditis“ für die vergrößerte Variante. Als Oberbegriff gibt es noch die „Autoimmunthyreoiditis“, wobei üblicherweise auch Morbus Basedow mitgemeint ist.

Nicht nur die Über- und Unterfunktion können Beschwerden mit sich bringen, sondern auch eine vergrößerte oder entzündete Schilddrüse. Möglich sind ein Druck- und Kloßgefühl im Hals sowie leichte Schmerzen in der Schilddrüse, die zu den Ohren und zum Kiefer ausstrahlen können. Starke Schmerzen weisen eher auf eine andere Krankheitsursache hin, zum Beispiel auf die Thyreoiditis de Quervain, die dann mit entzündungshemmenden Schmerzmitteln oder mit Cortison behandelt wird.

Bei einer Hashimoto-Thyreoiditis könnten noch Symptome hinzu kommen, die nicht von der Unterfunktion, sondern von der Autoimmunerkrankung selbst ausgelöst werden. Sie können auch bei guten Schilddrüsenwerten auftreten: Muskel- und Gelenkschmerzen sind zum Beispiel bei Hashimoto gar nicht selten, was aber nichts mit Rheuma zu tun haben muss. Auch trockene Augen und Schleimhäute (Sicca-Syndrom) können zusammen mit der Hashimoto-Thyreoiditis vorkommen. Denkbar wäre aber auch, dass einige der Betroffenen zusätzlich an einem Fibromyalgie-Syndrom oder einer anderen Krankheit leiden. Auffällig ist, dass sich ein Teil der Hashimoto-Kranken mit häufigen Erkältungen und diversen hartnäckigen Infekten herumplagt. Das könnte mit einer noch nicht ausreichend behandelten Unterfunktion oder mit dem gestörten Immunsystem zu tun haben.

Neurologische Symptome könnten ebenfalls autoimmun bedingt sein: An verschiedenen Teilen des Körpers sind schmerzlose Missempfindungen möglich – so genanntes Ameisenlaufen, Kribbeln, Prickeln oder ein pelziges Gefühl. Manche fürchten dann, an Multipler Sklerose (MS) zu leiden, und einige Patienten durchlaufen sogar die vollständige MS-Diagnostik, bevor das Schilddrüsenproblem erkannt wird. Bei Hashimoto sind vielfältige Symptome möglich, die sich nicht immer eindeutig der Unterfunktion, dem Immunsystem oder einer anderen Ursache zuordnen lassen.

Die Hashimoto-Thyreoiditis gilt derzeit als nicht heilbar. Das bedeutet, dass es keine erwiesenermaßen wirksame Therapie gibt, die diese Krankheit überwinden könnte. Das schließt nicht aus, dass es eines Tages eine derartige Behandlung geben wird, oder dass Hashimoto gelegentlich doch ausheilen kann. Aber weil noch keine zuverlässige Heilmethode existiert, besteht die Therapie in erster Linie darin, fehlende Schilddrüsenhormone zu ersetzen. Die Tendenz zur Unterfunktion wird also mit individuell dosierten Hormonpräparaten ausgeglichen. Weitere Informationen dazu erhalten Sie im übernächsten Teil (ab S. 35). Zuvor kommen wir zur Diagnose.

Teil 2: Der Weg zur Diagnose

Ihre Laborwerte

Wenn Sie die bisher absolvierte Diagnostik und Behandlung der Schilddrüse besser nachvollziehen und sich ein eigenes Bild machen möchten, sollten Sie sich Ihre Laborwerte und sonstigen Befunde besorgen. Auch ältere Unterlagen können Sie sich kopieren oder ausdrucken lassen, sofern die vorgeschriebene Aufbewahrungsfrist noch nicht abgelaufen ist. Es ist Ihr gutes Recht, diese medizinischen Unterlagen zu bekommen, und Sie brauchen sich für diesen Wunsch nicht rechtfertigen. Es kann allenfalls sein, dass Sie einen kleinen Betrag für den Verwaltungsaufwand oder das Porto bezahlen müssen.

Wenn Untersuchungen im Labor gemacht wurden, listet der Laborbogen die einzelnen Messergebnisse auf. Es sollte auch angegeben sein, in welchen Einheiten (z. B. ng/dl oder pmol/l) gemessen wurde, und welcher Referenzbereich für jeden Wert gilt. Der Referenzbereich – manchmal auch Normbereich oder Normalbereich genannt – besagt, welches Spektrum an Werten als normal definiert ist. Das hat oft mit der Stichprobe an Blutproben zu tun, die für diesen Zweck statistisch ausgewertet wurden, und das kann von Labor zu Labor verschieden sein.

Messergebnisse, die außerhalb des Referenzbereichs liegen, sind meistens hervorgehoben dargestellt, zum Beispiel durch Fettdruck oder durch Plus- und Minuszeichen vor auffälligen Werten. Ein Minus bedeutet also keinen negativen Wert unter Null, sondern einen Wert unterhalb des Referenzbereichs. Wenn alle Werte in der Norm liegen, muss das aber nicht zwingend heißen, dass alles bestens ist – auch Werte nahe der Ober- und Untergrenzen können in manchen Fällen einen kritischen Blick wert sein. Leider achten nicht alle Ärzte auf solche Feinheiten, sodass es sich lohnen kann, sich selbst in die Materie einzuarbeiten.

Manche Laborwerte können übrigens etwas schwanken, die Ausschüttung des TSH (siehe folgendes Kapitel) ändert sich zum

Beispiel im Tageslauf. Hinzu kommen kleine Abweichungen bei der Messung im Labor. Wenn Sie Proben von ein und derselben Blutentnahme in verschiedene Labors geben, erhalten Sie wahrscheinlich Ergebnisse, die nicht völlig identisch sind. Auch die Messeinheiten und Referenzbereiche können sich bei machen Werten unterscheiden. Das ist auch der Grund, warum manche Ärzte nicht gern Messergebnisse aus anderen Labors beurteilen: Sie veranlassen lieber selbst eine Blutentnahme, die dann in ihrem Stammlabor untersucht wird. Im Sinne der untersuchten Patienten wären einheitliche Messverfahren mit identischen Referenzbereichen wünschenswert, aber das ist derzeit nicht in Sicht.

Wie wird eine Unterfunktion festgestellt?

Das TSH ist der am häufigsten untersuchte Laborwert der Schilddrüsen-Diagnostik. Dieser Wert wird manchmal auch ohne konkreten Verdacht gemessen, zum Beispiel bei Gesundheits-Checks oder bei Aufenthalten im Krankenhaus. TSH ist die Abkürzung für „Thyreoidea-stimulierendes Hormon“, es ist also ein Hormon, das die Schilddrüse (Thyreoidea) anregt, Schilddrüsenhormone zu produzieren. Diese Hormone heißen Trijodthyronin (T3) und Tetrajodthyronin oder Thyroxin (T4). Sie enthalten jeweils drei beziehungsweise vier Atome Jod, daher die Namen.

Wenn zu wenig Schilddrüsenhormone in Umlauf sind, steigt der TSH-Wert (auch TSH basal genannt) allmählich an. Das TSH ist also genau genommen kein Schilddrüsenhormon, sondern ein Steuerhormon. Es wird im Vorderlappen der Hirnanhangdrüse (Hypophyse) produziert und stoßweise ausgeschüttet. Von hier aus wird nicht nur die Schilddrüse hormonell gesteuert, sondern auch einige andere Organe, die ebenfalls Hormone produzieren.

Das Wichtigste in der Praxis: Ein TSH-Wert über dem Referenzbereich zeigt normalerweise eine Tendenz zur Unterfunktion an, ein TSH unter dem Referenzbereich eine Tendenz zur Überfunktion. Das klingt nach einer eindeutigen Angelegenheit. Allerdings arbeiten medizinische Labors mit unterschiedlichen Obergrenzen für den TSH-Wert, was nicht immer messtechnische Gründe hat. Sehr weit verbreitet sind in deutschen Labors die

TSH-Referenzbereiche von 0,3 bis 2,5 und von 0,3 bis 4,2 mU/l, manchmal ist auch eine Grauzone definiert.

Das Problem dabei ist: Je höher die Obergrenze angesetzt ist, umso später wird eine Tendenz zur Unterfunktion auffallen, falls immer nur der TSH-Wert betrachtet wird. Medizinische Studien, die nur die Blutwerte gesunder Menschen einbeziehen und die Werte der Schilddrüsenkranken beiseite lassen, haben eine relativ enge TSH-Norm ermittelt, die maximal bis 2,5 reicht. Leider hat sich dieser Referenzbereich in der medizinischen Praxis noch nicht allgemein durchgesetzt, und so wird die Unterfunktion bei vielen Betroffenen erst mit mehrjähriger Verspätung erkannt.

Doch auch wenn ein TSH-Wert gemessen wurde, der innerhalb des neueren und eng gefassten Bereichs liegt, schließt das eine Hashimoto-Thyreoiditis nicht sicher aus – die Unterfunktion entwickelt sich erst im Lauf der Zeit, wenn mehr und mehr Schilddrüsengewebe zerstört worden ist. Hashimoto und damit verbundene Beschwerden könnten genau genommen bei jedem erdenklichen TSH-Wert vorhanden sein: Von der vorübergehenden Überfunktion bei Krankheitsbeginn über eine mehr oder weniger lange Phase mit normalen Werten bis zu einer starken Unterfunktion im späten Stadium wäre bei Hashimoto alles möglich. Deshalb gehört zu einer gründlichen Schilddrüsen-Diagnostik mehr als nur das oft schwankende TSH zu messen (siehe folgende Kapitel).

Außerdem könnte der TSH-Wert von diversen Medikamenten und vielleicht sogar vom Rauchen beeinflusst sein. Hinzu kommt, dass der Lebenswandel ein ansteigendes TSH zumindest vorübergehend oder teilweise ausgleichen könnte: Wenn die Hormonversorgung nicht mehr optimal ist, kann der Antrieb sinken, sodass der betroffene Mensch weniger unternimmt – beispielsweise keinen Sport mehr treibt und weniger arbeitet – und folglich weniger Hormone verbraucht. Dann steigt der TSH-Wert möglicherweise weniger stark an als bei voller Belastung. Das muss nicht unbedingt der Fall sein, außerdem erlauben es die beruflichen und privaten Lebensumstände nicht immer, die Aktivitäten so stark zu reduzieren, dass sich dies tatsächlich in den Laborwerten niederschlagen könnte. Ob sehr hohes Körpergewicht einen leicht erhöhten TSH-Wert mit sich bringen kann, ohne dass eine Schilddrüsenerkrankung vorliegt, ist übrigens umstritten. Wie auch immer man diese Details einschätzt – der TSH-Wert ist nicht unfehlbar.

Und das oft gemachte Blutbild? Es enthält gar keine Schilddrüsenwerte, wenn sie nicht extra beim Labor in Auftrag gegeben wurden. Die anderweitig nützlichen Blutbild-Werte wie MCV, MCH und Hämoglobin sind in diversen Online-Lexika genau erklärt, außerdem auf den Webseiten mancher medizinischer Labors. Die Blutbild-Werte können zum Beispiel eine Anämie anzeigen.

Laborlexikon: www.laborlexikon.de

Weitere Laborwerte: freie Hormone

Da der TSH-Wert die hormonelle Lage nur indirekt abbildet, kann sich ein zusätzlicher Blick auf die tatsächlichen Schilddrüsenhormone lohnen, das sind Trijodthyronin (T3) und Thyroxin (T4). Allerdings sind 99 Prozent der Schilddrüsenhormone an Proteine gebunden und darum gar nicht stoffwechselaktiv. Deshalb werden Gesamt-T3 und Gesamt-T4 heutzutage kaum noch untersucht. Größere Aussagekraft haben das freie Trijodthyronin (freies T3 = fT3) und das freie Thyroxin (freies T4 = fT4). Diese Werte untersuchen vor allem Endokrinologen, aber auch die ein oder andere Hausarztpraxis ist dazu bereit.

Wenn TSH und freie Hormone (also fT3 und fT4) im Referenzbereich liegen, sprechen Ärzte von einer „Euthyreose" oder euthyreoten Werten, die Schilddrüsenfunktion gilt als normal. Wenn das TSH erhöht ist, aber die freien Hormone noch im Referenzbereich liegen, heißt das in der Fachsprache subklinische oder latente Unterfunktion. Wörtlich bedeutet das, dass die Unterfunktion noch nicht offensichtlich geworden ist. Beschwerden sind aber trotzdem möglich, wenn die freien Hormone unter dem persönlichen Optimalbereich liegen, oder die Schilddrüse entzündet oder vergrößert ist.

Die Annahme, dass mit freien Hormonwerten innerhalb der Referenzbereiche generell keine oder zumindest keine starken Beschwerden auftreten können, ist mittlerweile durch gegenteilige Erfahrungen und Studien entkräftet. Auch ein niedrig-normaler fT4-Wert könnte eine nicht mehr optimale Hormonlage anzeigen und einige Symptome der Unterfunktion mit sich bringen. Das ist auch in Verbindung mit einem normalen TSH-Wert möglich.

Wenn eine latente Unterfunktion nicht behandelt wird und die Hormonproduktion der Schilddrüse weiter abnimmt, können die freien Hormone im Lauf der Zeit unter den Referenzbereich absinken, während der TSH-Wert immer weiter ansteigt. Dann spricht man von einer manifesten Unterfunktion. In seltenen Fällen ist fT4 schon erniedrigt, obwohl der TSH-Wert noch im Referenzbereich liegt: Der TSH-Wert reagiert nicht bei jedem Menschen gleich stark auf einen Hormonmangel.

Der fT3-Wert bleibt oft länger innerhalb des Referenzbereichs als fT4, da der Körper sich mehr oder weniger erfolgreich bemüht, fT4 bedarfsgerecht in fT3 umzuwandeln. (Ein interessantes Detail: Diese Umwandlung kann sich in manchen Fällen sogar verstärken, wenn die Hormone knapp werden – dann könnte fT4 zum Beispiel sehr niedrig in der Norm liegen, und fT3 in der oberen Hälfte. Ein hoch-normaler fT3-Wert spricht also nicht unbedingt gegen eine Tendenz zur Unterfunktion. Allerdings fallen solche Konstellationen von Labor zu Labor unterschiedlich deutlich aus, da die Messverfahren und die Referenzbereiche leider nicht einheitlich sind.)

Und der Vollständigkeit halber noch ein Hinweis: Falls TSH und freie Hormonwerte nicht zusammenpassen, sollte nach der Ursache geforscht werden. Wenn zum Beispiel eine Störung der Hirnanhangdrüse (Hypophyse) vorliegt, können sowohl TSH als auch die freien Hormone vermindert sein. Solche Störungen sind aber selten. Häufiger kommt es vor, dass die freien Hormonwerte normal sind, aber das TSH erniedrigt ist, weil heiße Knoten oder TRAK (siehe S. 23) dazwischen funken.

Möglich ist auch, dass der TSH-Wert trotz einer Tendenz zur Unterfunktion unauffällig bleibt, das muss nicht immer einen gewichtigen Grund haben. Manchmal bringt dann ein TRH-Test mehr Klarheit: Dabei wird TRH (Thyreotropin-Releasing-Hormon) gespritzt und etwas später gemessen, wie sich der TSH-Wert dadurch verändert. Eine endokrinologische Praxis wäre dafür die richtige Adresse. Der Test kommt allerdings nicht für Schwangere in Frage, und es gibt auch noch weitere Ausschlussgründe.

Falls Sie gelegentlich Acetylsalicylsäure (Aspirin, ASS) einnehmen, bedenken Sie, dass das Medikament die Schilddrüsenwerte beeinflussen kann: Es kann die Hormone aus der Eiweißbindung lösen und die freien Werte etwas erhöhen – dieser Effekt kann durchaus spürbar und messbar sein. Wenn Sie gelegentlich ein Schmerzmittel brauchen, könnten Sie möglicherweise auf den Wirkstoff Ibuprofen umsteigen, der die Schilddrüse höchstens insofern beeinflusst, als er leicht entzündungshemmend wirkt. Lassen Sie sich im Zweifel ärztlich oder in der Apotheke beraten.

Schilddrüsen-Antikörper

Hashimoto wird von Medizinern auch „chronisch lymphozytäre Thyreoiditis" genannt: Weiße Blutkörperchen (Lymphozyten) greifen die Schilddrüse an, weil das Immunsystem falsch programmiert ist. Dabei wird Schilddrüsengewebe geschädigt, und als Reaktion darauf bilden sich Antikörper gegen die Thyreoperoxidase (kurz AK-TPO genannt, früher MAK). Wer es ganz genau wissen möchte: Die Thyreoperoxidase ist ein Enzym, das in den Schilddrüsenzellen vorkommt und an der Bildung der Hormone beteiligt ist. Wenn es in die Blutbahn gelangt, weil die Schilddrüse angegriffen wird, bildet das Immunsystem die typischen Antikörper.

Die AK-TPO sind also nicht die Übeltäter und Verursacher der Hashimoto-Thyreoiditis, aber ein typisches Merkmal der Krankheit: Bei den meisten Betroffenen finden sich erhöhte AK-TPO, die den Arzt deutlich auf eine Autoimmunerkrankung der Schilddrüse hinweisen. Erhöhte Werte könnten bei Frauen aber auch im Fall einer postpartalen Thyreoiditis vorkommen, die im ersten Halbjahr nach einer Entbindung ausbrechen kann und nicht sicher von der Hashimoto-Thyreoiditis abgrenzbar ist.

Sind die Werte nur schwach erhöht, gilt das nicht als eindeutiger Hinweis auf Hashimoto: Auch andere Schilddrüsenerkrankungen können mit leicht erhöhten Antikörpern einher gehen. Wenn die AK-TPO grenzwertig oder ganz leicht erhöht sind und sonst alles in Ordnung ist, wäre es auch möglich, dass die Hashimoto-Erkrankung sehr milde und unauffällig verläuft und derzeit keine Behandlung braucht. Aber auch dann sind erhöhte Antikörper ein Grund, die Entwicklung langfristig zu beobachten, anstatt sich vorschnell für gesund erklären zu lassen und die Sache ganz aus den Augen zu verlieren.

Wenn keine AK-TPO nachweisbar sind, schließt das Hashimoto nicht sicher aus, doch das wird nicht immer bedacht. Immerhin sind erhöhte AK-TPO der Laborbefund, der eine Hashimoto-Thyreoiditis häufig aufdeckt, und so liegt ein falscher Umkehrschuss nahe, wenn sich jemand nicht sehr gründlich mit der Materie befasst hat. Auch sonst gibt es leider keinen Ausschlusstest für Hashimoto, auf den hundertprozentig Verlass wäre.

Wenn ein Verdacht auf ein Schilddrüsenproblem besteht, aber keine erhöhten AK-TPO gefunden wurden, kann das Blut noch auf Antikörper gegen Thyreoglobulin (TG-AK oder TAK) getestet werden. Erhöhte TG-AK sind bei mehr als der Hälfte der Hashimoto-Kranken messbar, darunter sind auch Menschen, die keine AK-TPO haben. Und so könnten die TG-AK zumindest ein weiteres Indiz liefern.

Schließlich gibt es noch die TSH-Rezeptor-Antikörper (TRAK). Leicht positive TRAK, eigentlich typisch für Morbus Basedow, treten sporadisch bei Hashimoto begleitend auf, und auch sie weisen auf eine Autoimmunerkrankung der Schilddrüse hin. Das muss aber nicht bedeuten, dass eine Basedow-Überfunktion vorausging – wenn Sie sich nicht an passende Symptome erinnern, ist das sehr unwahrscheinlich. Deutlich erhöhte TRAK sind begleitend zu Hashimoto selten, sie lösen meistens eine Basedow-Überfunktion mit erhöhten freien Hormonwerten aus.

Gelegentlich kommt es vor, dass jemand eine Hashimoto-Thyreoiditis ganz ohne nachweisbare Schilddrüsen-Antikörper hat, oder dass viele Jahre nach dem Beginn der Krankheit keine Antikörper mehr messbar sind. Dann spricht man von einer seronegativen Hashimoto-Thyreoiditis, manche Ärzte auch von einer abgelaufenen Thyreoiditis oder einem Zustand nach Hashimoto, obwohl die Krankheit in den meisten Fällen noch vorhanden ist.

Wenn bei einer Tendenz zur Unterfunktion oder bei verdächtigen Beschwerden keine Antikörper gemessen werden, kann die Ultraschall-Untersuchung besonders wichtig sein, um Klarheit zu gewinnen. Sie gehört aber auch bei Menschen mit erhöhten Antikörpern zur vollständigen Diagnostik dazu.

Ultraschall (Sonografie)

Erfahrene Internisten, Endokrinologen und Nuklearmediziner, aber auch interessierte Allgemeinmediziner können die Hashimoto-Thyreoiditis oft bei der Ultraschall-Untersuchung erkennen: Die Krankheit bringt früher oder später Schädigungen der Gewebestruktur mit sich, die im Ultraschall häufig als „echoarm" und „inhomogen" erkennbar werden. Auch Knoten werden oft per Ultraschall entdeckt. Eine gesunde Schilddrüse zeichnet sich im Ultraschallbild (Sonogramm) durch echonormales, homogenes Gewebe aus. Wenn das nicht der Fall ist, sollten Sie nachhaken und die Ursache der Auffälligkeiten möglichst klären lassen. Allerdings muss eine Hashimoto-Schilddrüse nicht zwingend ein ganz eindeutig verändertes Bild zeigen.

Manchmal ergeben sich aus dem Sonogramm Hinweise auf Zysten – das sind wassergefüllte Bläschen – oder auf Knoten. Kalte, laue und heiße Knoten können zusammen mit einer Hashimoto-Thyreoiditis vorkommen, aber auch unabhängig davon. Große Knoten können spürbar im Hals drücken, vor allem wenn sie nahe der Luftröhre liegen. Bei Verdacht auf Knoten kann zur genaueren Abklärung eine Szintigrafie sinnvoll sein (siehe nächstes Kapitel).

Das Volumen der Schilddrüse ist gut per Ultraschall messbar. Eine Hashimoto-Thyreoiditis führt meistens dazu, dass die Schilddrüse wächst (hypertrophe Form) oder schrumpft (atrophe Form, früher Ord-Thyreoiditis genannt). Eine normale Größe bedeutet aber nicht, dass Hashimoto ausgeschlossen ist, weil sich die Größe einer kranken Schilddrüse ja erst im Lauf der Zeit verändert. Normal groß ist eine Schilddrüse bis zu einem Volumen von 18 ml (Frauen) oder 25 ml (Männer). Ist die Schilddrüse größer, spricht man von einem Kropf (Struma). Ist die Schilddrüse dabei gleichmäßig vergrößert, spricht die Medizin von einer diffusen Struma (Struma diffusa). Kommen Knoten hinzu, wird der Kropf Knotenstruma (Struma nodosa) genannt. Knoten sind aber auch bei normaler oder kleiner Größe möglich.

Leider hat die Fachwelt noch keine allgemein anerkannte Mindestgröße einer gesunden Schilddrüse definiert. So müssen Ärzte aus ihrer eigenen Erfahrung heraus abwägen, ob das Organ möglicherweise verdächtig klein ist. Das macht allerdings nicht jeder: Es kommt durchaus ab und zu vor, dass eine nur 4 oder 5 ml kleine Schilddrüse einer erwachsenen Patientin von einem Facharzt als „normal groß“ beurteilt und mit einem Hinweis auf die schlanke Figur der Patientin abgetan wird – trotz vorhandener Beschwerden. Dann hilft möglicherweise eine zweite Meinung eines anderen Arztes weiter (siehe S. 30).

Zur groben und unverbindlichen Einschätzung können die Größen dienen, die das Autorenteam Leveke Brakebusch und Armin Heufelder als normal bezeichnet: 13 bis 18 ml Schilddrüsenvolumen bei Frauen, 15 bis 25 ml bei Männern. Wenn Sie ein wenig darunter liegen, muss das nicht unbedingt atrophes Hashimoto bedeuten, doch je kleiner die Schilddrüse ist, umso wahrscheinlicher ist es letzten Endes. Die vom Arzt gemessene Größe ist allerdings nicht als exakte Angabe zu verstehen, bei der Vermessung der dreidimensionalen Schilddrüse lassen sich kleine Abweichungen kaum vermeiden. Nach einer gestellten Diagnose wiederholen Endokrinologen die Ultraschall-Untersuchung meist einmal jährlich.

Szintigrafie und Schilddrüsenknoten

Wenn der Arzt im Ultraschallbild Knoten feststellt oder vermutet, kann zur weiteren Abklärung eine Szintigrafie in einer nuklearmedizinischen oder radiologischen Praxis notwendig werden. Auch bei einer Überfunktion mit unklarer Ursache ist das sinnvoll. Für Schwangere und stillende Mütter kommt eine Szintigrafie wegen der Strahlung aber nicht in Frage.

Wie funktioniert die szintigraphische Untersuchung? Zur Vorbereitung wird radioaktives Technetium in die Blutbahn gespritzt, das sich für kurze Zeit in der Schilddrüse einlagert. Nach einer gewissen Wartezeit misst ein Gerät die Aktivität der Schilddrüse, während Sie ruhig vor dem Apparat sitzen oder darunter liegen. Der Uptake – also die Aufnahme von Technetium – zeigt an, wie aktiv Ihre Schilddrüse Hormone produziert. Das Resultat wird in einem bunten Szintigramm dargestellt, das Sie sich als Computerausdruck mit nach Hause nehmen dürfen. Die unterschiedlichen

Farben zeigen an, wie stark die Schilddrüse das Technetium gespeichert hat. Zusätzlich ist der Uptake in Prozent angegeben.

Allein zur Hashimoto-Diagnostik wäre eine Szintigrafie nicht zwingend nötig. Ein erniedrigter Technetium-Uptake kann allerdings auf Hashimoto oder eine andere Art von Schilddrüsenentzündung (Thyreoiditis) hinweisen. Eine Hashimoto-Schilddrüse kann in der Szintigrafie aber auch unauffällig erscheinen. Ansonsten eignet sich eine Szintigrafie, um eine Hashitoxikose – also die Überfunktion, mit der Hashimoto oft beginnt – von einer Basedow-Überfunktion zu unterscheiden, falls hier Zweifel bestehen.

Der Uptake wird durch eine Behandlung mit Schilddrüsenhormonen verändert, ebenso durch Jodtabletten und jodhaltige Multipräparate zur Nahrungsergänzung. Wenn ein Patient noch keine Schilddrüsenhormone nimmt oder sie mehrere Wochen vor der Untersuchung abgesetzt hat, lassen sich kalte Knoten recht gut erkennen. Kalte Knoten produzieren keine Hormone und können sich in 3 bis 5 % der Fälle zu Krebs weiterentwickeln, das gilt besonders für Einzelknoten (Solitärknoten). Wenn nötig, kann per Feinnadelpunktion (Biopsie) eine Gewebeprobe entnommen und anschließend genauer untersucht werden. Auch anderes Schilddrüsengewebe kann auf diese Weise untersucht werden, so könnte eine Hashimoto-Thyreoiditis erkannt werden. Allgemein üblich ist es aber nicht, die Schilddrüse zu diesem Zweck zu punktieren.

Heiße Knoten (auch fokale Autonomien oder autonome Adenome genannt) sind praktisch immer gutartig. Sie produzieren aber unabhängig (autonom) vom tatsächlichen Bedarf des Körpers Schilddrüsenhormone, was zu einer Überfunktion führen kann. Sie sind nicht vom TSH gesteuert und werden manchmal in einer Szintigrafie erkannt. Am besten können sie per Suppressions-Szintigrafie festgestellt werden: Zur Vorbereitung wird vorübergehend eine so hohe Dosis Hormone eingenommen, dass die TSH-Ausschüttung unterdrückt (supprimiert) ist und die autonom arbeitenden Bereiche der Schilddrüse gut im Szintigramm erkennbar sind. Warum die Autonomie entstanden ist, ob etwa in früheren Jahren ein Jodmangel vorlag oder nicht, kann dabei aber nicht geklärt werden.

Regelmäßige Kontroll-Szintigrafien sind allein wegen Hashimoto oder einer Unterfunktion nicht nötig. Auch die Größe eines bereits szintigrafisch untersuchten Knotens kann normalerweise im Ultraschall beobachtet werden. Fragen Sie ruhig genau nach, wenn öfter eine Szintigrafie angesetzt wird – immerhin ist es Ihr Körper, der die geringe Strahlenbelastung abbekommt und womöglich mehrere Wochen lang ohne die gewohnte Thyroxindosis auskommen muss: Schilddrüsenhormone beeinflussen den Uptake und werden deshalb vor der Untersuchung oft abgesetzt.

Oder doch Jodmangel?

Im Zusammenhang mit Schilddrüsenstörungen ist oft von Jod die Rede. Die Nahrung in Mitteleuropa ist allerdings im Vergleich zu früheren Jahrzehnten relativ reich an diesem Spurenelement, und die Weltgesundheitsorganisation stuft Deutschland nicht mehr als Jodmangelgebiet ein. Ein Jodmangel kann aber nicht in jedem Einzelfall ausgeschlossen werden, denn die Ernährung und der Jodbedarf fallen von Mensch zu Mensch recht unterschiedlich aus (siehe auch S. 104). Allerdings führt ein Jodmangel nicht zur Unterfunktion: Allenfalls ein Kropf mit oder ohne Knoten bei recht unauffälligen Schilddrüsenwerten ist denkbar.

Wenn Sie also eine Unterfunktion oder eine verkleinerte Schilddrüse haben, dann brauchen Sie kein zusätzliches Jod (genauer gesagt Jodid) einzunehmen, sondern benötigen früher oder später Thyroxin. Bei Kröpfen mit kalten und lauen Knoten (Struma nodosa), die oft mit normalen Schilddrüsenwerten (Euthyreose) einher gehen, kommt Thyroxin ebenfalls in Frage: Eine neue Studie aus Italien zeigt sogar, dass Thyroxin das Risiko senken kann, dass kalte Knoten bösartig werden. Ärzte in Deutschland raten bei Knotenstruma eher zu Kombinationspräparaten aus Jod und Thyroxin. Auch Jodtabletten werden noch manchmal zur alleinigen Therapie empfohlen, was nun fraglich erscheint.

Es sollte jedenfalls im Ultraschall beobachtet werden, ob sich der Kropf und eventuell vorhandene Knoten zurückbilden. Wenn das nicht geschieht, sollte die Therapie überdacht werden. Bei heißen Knoten sind Jodpräparate generell problematisch, weil das autonome Gewebe unkontrolliert Hormone produzieren könnte. Je nach aufgenommener Jodmenge und Ausmaß der Autonomie könnte es zu einer Überfunktion kommen. Auch bei unerkanntem

Hashimoto wäre ein Jodpräparat ungünstig, weil es die Autoimmunerkrankung anheizen kann.

Wenn Ihre Verwandten – vor allem Eltern, Großeltern oder Geschwister – an Morbus Basedow oder Hashimoto erkrankt sind oder waren, besteht ein erhöhtes Risiko, dass Sie ebenfalls eine Veranlagung dazu haben. Auch in diesem Fall sollten Sie besonders skeptisch sein, wenn man Ihnen zusätzliches Jod nahe legt. Wenn Ihnen ein Arzt Jodtabletten empfiehlt oder eine Kombination aus Jod und Thyroxin verschreibt, könnten Sie durchaus nachfragen, wieso er einen Jodmangel annimmt und Hashimoto sicher ausschließt, und ob es nicht möglich wäre, stattdessen nur Thyroxin zu nehmen. Manche Ärzte denken sogar bei einer Unterfunktion ganz ohne Kropf zuerst an Jod, weil sie es von früher so gewohnt sind und mit Hashimoto noch nicht viel zu tun hatten.

Bei einer vergrößerten Schilddrüse ist ein Jodmangelkropf genau genommen eine Ausschlussdiagnose, das heißt, andere nahe liegende Ursachen für den Kropf sollten zuerst abgeklärt werden, und dazu gehört vor allem die Hashimoto-Thyreoiditis. Im Zweifel können Sie beim Facharzt nach einer Feinnadelpunktion fragen – manchmal bringt diese Untersuchung Klarheit.

Eine Jodverwertungsstörung wäre ebenfalls als Ursache für einen Kropf denkbar. Sie kann sogar zur Unterfunktion führen, ebenso die seltenen Antikörper gegen die Hormone T3 und T4. Kröpfe und Schilddrüsenknoten kommen familiär gehäuft vor, es ist also auch eine Frage der Veranlagung. Auch mancher Schilddrüsenkrebs bringt einen Kropf mit sich – das kommt zwar sehr selten vor, darf aber nicht übersehen werden.

Außerdem könnten verschiedene Einflüsse das Kropfwachstum zumindest begünstigen: In Frage kommen das Rauchen, manche Medikamente (z. B. Lithium), Selen- und Zinkmangel sowie isolierte Isoflavone auf Soja- und Rotkleebasis. Solche Stoffe, die das Kropfwachstum fördern, werden Goitrogene genannt. Sie sind auch in manchen Lebensmitteln enthalten. Die teils sehr einseitige Ernährung in der Nachkriegszeit mit viel Kohl und Steckrüben trug wahrscheinlich dazu bei, dass Kröpfe damals noch weit verbreitet waren.

Alles nur psychosomatisch?

Das ist psychosomatisch bedingt, das ist vegetativ bedingt, es wird wohl eine somatoforme Störung sein – so ähnlich lauten manche Verlegenheits-Diagnosen, auch von Ärzten, die gar keine psychosomatische oder psychiatrische Ausbildung haben: Wenn der Arzt nichts Organisches findet, aber dennoch verschiedene Symptome vorhanden sind, dann kann scheinbar nur noch die Psyche des Patienten für die rätselhaften Beschwerden verantwortlich sein. So eine locker aus dem Ärmel geschüttelte Annahme muss aber nicht unbedingt stimmen.

Was bedeutet der Begriff „psychosomatisch" eigentlich? Die psychosomatische Medizin nimmt vereinfacht gesagt an, dass seelische Probleme und soziale Belastungen den Menschen krank machen können. Es können sich eindeutige körperliche Krankheiten entwickeln, es kommt aber auch vor, dass sich für manche Beschwerden trotz sorgfältiger Untersuchungen keine organische Ursache finden lässt, warum auch immer. Allerdings beruht die psychosomatische Medizin teilweise auf veralteten und unbewiesenen Annahmen der Psychoanalyse. Was auch immer man von diesem Thema halten mag: Die Psychosomatik besagt jedenfalls nicht, dass Beschwerden und Symptome nur simuliert oder eingebildet sind, auch wenn es von Laien oft so aufgefasst wird.

Doch manchmal bedeutet eine Bemerkung zur Psychosomatik anscheinend, dass dieser Arzt mit seinem Latein am Ende ist und den rätselhaften Fall abschließen möchte. Nicht alle Ärzte können offen zugeben, wenn sie keine Erklärung für Beschwerden finden, und verstecken sich deshalb hinter einer psychosomatischen Pseudo-Diagnose. Deshalb ist es besser, sich forsche Bemerkungen zur Psyche nicht zu Herzen zu nehmen und nachzufragen, was der Arzt damit überhaupt gemeint hat. Vielleicht möchten Sie anschließend eine zweite ärztliche Meinung einholen oder sich zu einem Spezialisten einer anderen Fachrichtung überweisen lassen. Die Vermutung eines Arztes, die Beschwerden seien psychosomatisch bedingt, macht eine sorgfältige Diagnostik jedenfalls nicht überflüssig.

Zweite Meinung einholen?

Wenn Sie Zweifel an der Diagnose und an den therapeutischen Empfehlungen eines Arztes haben oder sich mit Ihren Beschwerden nicht ernst genommen fühlen, können Sie einen weiteren Arzt aufsuchen. Für einen Besuch beim Endokrinologen brauchen die meisten Versicherten in Deutschland keine Überweisung. Falls Sie im Rahmen des Hausarztmodells oder aus anderen Gründen auf eine Überweisung angewiesen sind und es dabei Probleme gibt, hat vielleicht Ihre Krankenkasse einen Rat für Sie.

Beim nächsten Arzt haben Sie die Wahl, ob Sie die Befunde aus der vorigen Praxis herzeigen, oder ob Sie es lieber lassen, um eine unbeeinflusste Meinung zu erhalten. Eventuell ist es günstiger, als unbeschriebenes Blatt zum Arzt zu gehen. Denn es wäre für den Arzt bequemer, sich einer schon vorhandenen fachlichen Meinung anzuschließen, als sich eine eigene Meinung zu bilden – vor allem wenn sie dem Urteil eines geschätzten Kollegen widersprechen sollte. Andererseits kann es nicht unbedingt schaden offen zu sagen, dass bisher niemand richtig auf die vorhandenen Beschwerden einging: Es gibt auch sehr gründliche Ärzte, die den Ehrgeiz haben, bisher Übersehenes zu erkennen. Also können Sie nichts falsch machen, wenn Sie in dieser Frage einfach auf Ihre Intuition hören.

Manche Selbsthilfe-Seiten im Internet empfehlen Privatpraxen als idealen Ausweg, um als Selbstzahler endlich eine Diagnose oder einen Behandlungsversuch mit Thyroxin zu erhalten. Das scheint aber etwas übertrieben, selbst wenn man berücksichtigt, dass privat Versicherte oft bevorzugt behandelt werden und ihre Wünsche und Bedürfnisse mehr gelten als die Anliegen der gesetzlich Versicherten. Wer die eigenen Beschwerden ernst nimmt, sich auch selbst gut informiert und sich darum bemüht, dass mögliche Ursachen sorgfältig abgeklärt werden, hat auch als Kassenpatient gute Chancen, dass eine Schilddrüsenerkrankung erkannt wird. Sich gar finanziell zu übernehmen oder quer durch das ganze Land zu reisen, nur um einen bekannten Privatarzt zu konsultieren, dürfte sich eher selten lohnen.

Zusammenfassend betrachtet, könnten folgende Befunde – mehr oder weniger – auf eine Hashimoto-Thyreoiditis oder eine Tendenz zur Unterfunktion hinweisen (siehe die vorigen Kapitel) und sollten gegebenenfalls in die Beurteilung einbezogen werden:

Labor: TSH-Wert über 2,0 oder 2,5
Labor: fT4-Wert im unteren Referenzbereich oder erniedrigt
Labor: erhöhte Schilddrüsen-Antikörper
Labor: auffälliger TSH-Anstieg beim TRH-Test
Sonografie: echoarmes und / oder inhomogenes Gewebe
Sonografie: Schilddrüse eher klein
Szintigrafie: erniedrigter Technetium-Uptake
Feinnadelpunktion: Befund der Gewebeprobe

So erfahren Sie, was Sache ist

Beim Arzt haben Sie ein Recht darauf, dass Sie von Ihrer medizinischen Diagnose und den gängigen Therapiemöglichkeiten erfahren. Ein praktisches Problem dabei ist, dass sich Ärzte in einer komplizierten Fachsprache verständigen, aber sich im Gespräch mit Patienten allgemein verständlich ausdrücken sollten. Manchmal ist es dafür nötig, medizinische Zusammenhänge etwas vereinfacht darzustellen (in diesem Ratgeber übrigens auch). Einige Ärzte haben damit Probleme und drücken sich kompliziert bis unverständlich aus. Andere unterschätzen ihre Gesprächspartner eher und lassen manchmal wichtige Informationen beiseite, weil sie scheinbar zu kompliziert sind.

Manche Fachärzte delegieren die Besprechung der Befunde komplett an die Hausärzte, die sich im entsprechenden Fachgebiet möglicherweise nicht gut auskennen. Wo auch immer es genau hakt – in Sachen Schilddrüse wissen einige Betroffene nur, dass sie eine Unterfunktion oder eine Überfunktion haben. Aber sie erhalten keine Erklärung, wieso es dazu kam oder wofür die verordneten Tabletten eigentlich gut sind. So ist es nicht überraschend, wenn Medikamente nicht regelmäßig eingenommen oder eines Tages beiläufig abgesetzt werden.

Es kommt auch manchmal vor, dass Hashimoto vom Facharzt zwar eindeutig diagnostiziert, den Patienten aber im Gespräch gesagt wird, alles sei in Ordnung, womöglich weil die Schilddrüsenwerte derzeit noch akzeptabel sind und keine Behandlung nötig ist. Ob dergleichen aus Bequemlichkeit geschieht oder weil man die Patienten nicht beunruhigen möchte, bleibt Spekulation. Eine solche Geheimniskrämerei kann jedenfalls dazu beitragen, dass sich die später doch noch nötige Behandlung erheblich verzögert. Nicht immer finden Folgeuntersuchungen in derselben Praxis statt – manchmal finden sie gar nicht mehr statt, weil scheinbar alles in Ordnung war.

Um so etwas zu vermeiden, lohnt es sich oft, die schriftlichen Befunde selbst zu lesen und die ärztliche Geheimsprache zu entschlüsseln. Verwenden Sie dafür Informationen aus dem Internet möglichst nur dann, wenn Sie die Zusammenhänge verstehen und auch die Seriosität Ihrer Informationsquellen einigermaßen einschätzen können. Auch medizinische Fachbücher aus Bibliotheken können manchmal helfen, ebenso die Hinweise erfahrener Mitglieder von Selbsthilfegruppen. Doch zögern Sie bitte nicht, sich unverständliche Begriffe und unklare Zusammenhänge direkt vom Arzt erklären zu lassen. Sie dürfen auch nachhaken, wenn im Befund etwas anderes steht als der Arzt während der Untersuchung äußerte. Und lassen Sie sich bitte nicht von Gerüchten und Kampagnen einreden, dass der Arzt an Kassenpatienten sowieso nichts verdient oder gar draufzahlt: Wenn das tatsächlich der Fall wäre, hätte er den Vertrag mit den Kassen wahrscheinlich längst gekündigt. Und wenn nicht, ist das seine Sache, für die Sie nicht verantwortlich sind.

Leben mit Hashimoto-Thyreoiditis

Wer die Diagnose Hashimoto-Thyreoiditis erhält, muss diese Tatsache erst mal verdauen – immerhin handelt es sich nach dem derzeitigen Stand der Medizin um eine lebenslange Erkrankung. Die Betroffenen reagieren recht unterschiedlich darauf: Manche sind froh, endlich eine Diagnose zu haben, die erklärt, woher vorhandene Beschwerden kommen, und die eine Behandlung mit unbedenklichen Medikamenten in Aussicht stellt. Andere hadern damit, dass ihre Krankheit lange übersehen oder falsch behandelt wurde und die ärztlichen Versäumnisse unangenehme Auswirkungen auf weitere Lebensbereiche hatten – so etwas zu verarbeiten braucht Zeit. Es kommt aber auch manchmal vor, dass Menschen, die sich noch relativ gesund fühlen, die Diagnose per Zufall erhalten und sich erst mal orientieren müssen.

Was bedeutet Hashimoto im Alltag? Wer eine Tendenz zur Unterfunktion schon deutlich spürt, sollte Rücksicht auf die eigenen Grenzen nehmen und auch das höhere Schlafbedürfnis vorerst akzeptieren. Außerdem vertragen manche seit ihrer Hashimoto-Erkrankung viel weniger Alkohol und spüren seine Wirkung auch bei kleinen Mengen schneller. Das bleibt bei manchen Patienten trotz einer optimalen Hormondosierung langfristig so. Hashimoto ist dagegen kein Grund, völlig auf Kaffee zu verzichten, es sei denn, der Puls schießt davon in die Höhe. Dann wäre es einen Versuch wert, auf entkoffeinierten Kaffee oder gleich auf Tee umzusteigen. Auch bei der Ernährung sind die Einschränkungen übersichtlich: Sie sollten Lebensmittel mit sehr hohem Jodgehalt meiden und bei Sojaprodukten vorsichtig sein, weil sie die Schilddrüsenfunktion hemmen können.

Bitte verausgaben Sie sich nicht völlig beim Sport und körperlichen Arbeiten, sondern steigern Sie das Pensum langsam und passen es an Ihren Trainingszustand an. Ansonsten könnte es leicht passieren, dass der Hormonmangel noch deutlicher zu spüren ist, besonders am Tag danach. Dieser Effekt könnte auch noch auftreten, wenn jemand bereits Thyroxin nimmt. Mit der passenden Dosis Schilddrüsenhormone wird aber die Leistungsfähigkeit tendenziell steigen – manche werden wieder so fit wie zu gesunden Zeiten, andere müssen Abstriche machen. Den eher Unsportlichen bringt es schon sehr viel, anstelle des Aufzugs möglichst oft die Treppen zu nehmen, spazieren zu gehen und kleine Besorgungen zu Fuß oder mit dem Rad zu machen. Falls Sie sich sehr schlecht fühlen, sollten Sie aber weder mit dem Rad noch mit dem Auto am Straßenverkehr teilnehmen – die Sicherheit geht vor.

Viele Hashimoto-Betroffene sind verfroren und fühlen sich in der Sauna wohl. Wenn Sie sich beim Saunabesuch und auch am Tag danach gut fühlen, spricht nichts dagegen, die Sauna weiterhin zu nutzen. Ab und zu passiert es, dass jemand nach der Sauna

Schmerzen in der Schilddrüse bekommt. Hitze kann nämlich Entzündungen verstärken und tut in so einem Fall offensichtlich nicht gut. Wenn es nur leichte Schmerzen waren, hilft es vielleicht schon, beim nächsten mal anstatt der 90-Grad-Sauna niedrigere Temperaturen zu wählen: Manche Bäder bieten auch Saunarien mit 50 bis 70 Grad an. Probieren Sie einfach aus, was Sie vertragen und achten Sie auf Ihr Körpergefühl. Wenn Sie Probleme mit Kreislauf und Blutdruck haben, sollten Sie vorher beim Arzt klären, was Sie beachten müssen.

Die Abwehrkräfte durch eine gesunde Lebensweise zu stärken – ob nun mit oder ohne Sauna – ist auch bei Hashimoto grundsätzlich sinnvoll. Dagegen könnten medizinische Behandlungen, die direkt in die Immunreaktionen eingreifen, problematisch sein: Das Medikament Interferon wurde ja bereits als möglicher Hashimoto-Auslöser genannt. Ob sich Allergiker mit Autoimmunerkrankung einer Desensibilisierung unterziehen können, ist umstritten.

Auch bei Impfungen ist die Lage nicht ganz eindeutig: Hashimoto spricht an sich nicht gegen eine Impfung. Es kann aber auch nicht sicher ausgeschlossen werden, dass eine Impfung einen Schub auslösen könnte, umfassend erforscht sind solche Zusammenhänge nämlich nicht. Die meisten Hashimoto-Betroffenen vertragen Impfungen recht gut, gelegentlich werden aber auch andere Erfahrungen berichtet. Sie sollten sich möglichst nicht impfen lassen, wenn Sie sich sowieso schon krank fühlen, sondern den Termin auf bessere Tage verschieben. Außerdem können Sie bei jeder Impfung sorgfältig prüfen, ob sie tatsächlich notwendig ist. Private Fernreisen in Länder, die spezielle Impfungen erfordern, müssen zum Beispiel nicht zwingend sein. Auch auf eine Grippeimpfung können viele Menschen gut verzichten. Wenn neuartige Impfungen auf den Markt kommen, ist es möglicherweise besser, erst mal zu beobachten, wie sich die Sache entwickelt.

Wer eine Autoimmunerkrankung der Schilddrüse hat, sollte kein Blut spenden, weil vermieden werden soll, dass Antikörper übertragen werden. Das bedeutet aber nicht, dass Hashimoto-Thyreoiditis oder Morbus Basedow per Blutspende übertragbar ist. Wenn eine Blutspende nicht für Bluttransfusionen gedacht ist, sondern der medizinischen Forschung dienen soll, kann es anders aussehen: Fragen Sie am besten direkt bei den Fachleuten nach, ob Ihr Blut für die Studie in Frage kommt.

Teil 3: Behandlung mit Schilddrüsenhormonen

Thyroxin trotz normaler Werte?

Manche Menschen haben zwar eine Hashimoto-Diagnose oder einen deutlichen Verdacht, bekommen aber wegen derzeit normaler Schilddrüsenwerte (Euthyreose) keine Medikamente – oft mit der Begründung, dass man „bei solchen Werten noch nicht behandeln muss". Dass man es nicht zwingend muss, bedeutet aber nicht, dass eine Behandlung falsch oder gar schädlich wäre: Nur eine Überfunktion spricht eindeutig gegen zusätzliche Hormone. Bei Hashimoto in Verbindung mit normalen Schilddrüsenwerten und sogar mit normalem TSH ist es durchaus möglich, vorsichtig mit Thyroxin zu beginnen, anstatt auf die Unterfunktion zu warten. Für den Fall, dass Beschwerden vorhanden sind, empfehlen das auch manche Fachärzte. Hinzu kommt noch, dass die Behandlung mit Thyroxin den autoimmunen Angriff auf die Schilddrüse etwas dämpfen könnte.

Allerdings wird seit kurzem auf manchen Ärzte-Fortbildungen gelehrt, dass eine Unterfunktion erst ab einem TSH von 8 oder 10 behandelt werden muss, sodass manche Ärzte den Behandlungsbeginn neuerdings noch länger hinauszögern als früher. Doch diese Empfehlung gilt nur für Menschen ohne Beschwerden! Sie bedeutet selbstverständlich nicht, dass Sie auf einen stark erhöhten TSH-Wert warten und leiden müssen, bis es endlich so weit ist. Auch bei kalten Knoten wäre es keine gute Idee, die Behandlung mit Thyroxin aufzuschieben: Mit ansteigendem TSH-Wert nimmt auch das Risiko zu, dass ein Knoten weiterwächst und sich zu papillärem Schilddrüsenkrebs verändert.

Bei Frauen mit Kinderwunsch und in der Schwangerschaft ist es unabhängig von Beschwerden oder Knoten wichtig, nicht erst auf schlechte Werte zu warten, weil eine knappe Versorgung mit Hormonen das Früh- und Fehlgeburtsrisiko erhöhen kann. In der Schwangerschaft steigt der Hormonbedarf der Frau an, sodass eine unbehandelte Hashimoto-Thyreoiditis leicht zur Unterfunktion führt, wenn die Schilddrüse nicht mehr mithalten kann. So weit muss es aber nicht kommen, wenn frühzeitig behandelt wird.

Wenn Sie trotz Werten innerhalb des Referenzbereichs einen Behandlungsversuch wünschen, weil Sie Beschwerden haben (oder eine Schwangerschaft in der nächsten Zeit nicht völlig ausgeschlossen ist), sollten Sie das dem Arzt deutlich mitteilen. Sie wissen ja am besten, wie es Ihnen geht und spüren möglicherweise, ob Ihr Körper Unterstützung braucht. Wer sich trotz unbehandeltem Hashimoto gut fühlt, kann die Schilddrüsenwerte auch noch eine Weile beobachten lassen und sich in Ruhe über alles informieren. In diesem Fall sollten Sie die Laborwerte mindestens zweimal pro Jahr überprüfen lassen, und spätestens dann, wenn Sie sich schlechter fühlen. Das gilt auch, wenn der erhöhte TSH-Wert ein Zufallsbefund war und weder eine Schilddrüsenkrankheit noch verdächtige Symptome festgestellt werden konnten.

Bei der Abwägung, ob mit Hormonen begonnen werden könnte oder nicht, sollte aber auch bedacht werden, dass eine Hashimoto-Thyreoiditis sowie eine Tendenz zur Unterfunktion etliche unspezifische Symptome mit sich bringen kann, die auf den ersten Blick gar nichts mit der Schilddrüse zu tun haben. In diesem Fall wäre es nicht sinnvoll, auf Schilddrüsenhormone zu verzichten und stattdessen diverse Medikamente gegen allerlei Beschwerden einzunehmen, etwa für den Kreislauf, gegen häufige Kopfschmerzen oder gegen depressive Verstimmungen.

Schilddrüsenhormone sind unbedenklich, wenn die Dosis ungefähr stimmt, und sie belasten den Körper nicht. Der Eingriff in den Hormonhaushalt ist ein geringerer als bei mancher Anti-Baby-Pille, die den meisten jüngeren Frauen völlig bedenkenlos verschrieben oder gar aufgedrängt wird. Allerdings ist Thyroxin in Deutschland, Österreich, der Schweiz und einigen weiteren Ländern verschreibungspflichtig, deshalb brauchen Sie dort für einen Behandlungsversuch einen Arzt als Partner.

Die ärztliche Therapiefreiheit und der damit verbundene Spielraum erlauben dem Arzt übrigens auch dann eine Behandlung mit Schilddrüsenhormonen, wenn keine hundertprozentig gesicherte Diagnose vorliegt. Wenn alle Untersuchungsmöglichkeiten ausgeschöpft und die Resultate sorgfältig beurteilt werden, sollte das aber nur ausnahmsweise nötig sein.

Viele Betroffene – anscheinend auch manche Ärzte – nehmen an, dass man bei Werten im Normalbereich nicht mit Thyroxin beginnen darf, weil man dadurch in eine Überfunktion käme. Manche stellen sich die Sache offenbar so vor, dass sich die Hormone in Tablettenform gewissermaßen auf die Eigenproduktion der Schilddrüse aufaddieren. Das ist aber nicht ganz richtig: Wenn jemand Schilddrüsenhormone einnimmt, produziert die Schilddrüse zum Ausgleich etwas weniger Hormone, das wird vom hormonellen Regelkreis so gesteuert. Diese Anpassung zeigt sich im Labor am sinkenden TSH-Wert. Die freien Hormone steigen also unter Thyroxin nicht in jedem Fall an. In manchen Fällen muss die Dosis sogar mehrfach erhöht werden, bis dies tatsächlich geschieht. Wenn die Behandlung vorsichtig mit einer mäßigen Einstiegsdosis (je nach Ausgangswerten 25 bis 50 µg) begonnen wird und nach angemessener Zeit die Laborwerte überprüft werden, ist die Sache ungefährlich.

Welches Hormonpräparat?

Das Schilddrüsenhormon Thyroxin gibt es in Deutschland derzeit in Dosierungen zwischen 25 und 300 Mikrogramm (µg). In manchen Ländern wird die Dosis in Milligramm (mg) angegeben. Umgerechnet wird mit dem Faktor 1000, das heißt: 0,1 mg sind 100 µg, und 0,025 mg sind 25 µg. Neben den üblichen Tabletten gibt es Thyroxin auch in alkoholischer Lösung im Fläschchen, ein Tropfen enthält 5 µg.

Thyroxin wird von mehreren Herstellern angeboten. Im Prinzip ist es egal, mit welcher Marke Sie beginnen. Das Wichtigste bei einer Hashimoto-Thyreoiditis, bei Verdacht auf Hashimoto oder bei einer Basedow-Vorgeschichte ist, dass den Tabletten kein Jod zugesetzt ist. Wer Nahrungsmittel-Unverträglichkeiten hat, sollte allerdings sämtliche Inhaltsstoffe der Tabletten genau prüfen: Häufig ist Laktose enthalten, was bei starker Laktose-Intoleranz ungünstig sein kann. Und wer Probleme mit Fruktose hat, sollte auch mit so genannten Zuckeralkoholen wie Mannit, Isomalt und Sorbit vorsichtig umgehen. Die Packungsbeilagen können Sie auch schon vor der Verschreibung oder Abholung der Tabletten online lesen.

Apotheken drucken sie auf Anfrage auch gerne aus. Wenn Sie noch weitere Medikamente nehmen, müssen möglicherweise Wechselwirkungen zwischen den Präparaten bedacht werden.

Die Marke, also den Hersteller der Thyroxintabletten, sollten Sie nicht unnötig wechseln, besonders dann nicht, wenn bereits eine halbwegs passende Dosis gefunden wurde. Auch wenn die neuerdings benötigte Dosis vom bisherigen Hersteller nicht fix und fertig angeboten wird, ist es besser, bei der gewohnten Marke zu bleiben und die Tabletten zu teilen. Zum Beispiel kann eine Dosis von 87,5 µg aus einer halben 100er und einer halben 75er Tablette zusammengesetzt werden, oder aus drei Vierteln der 100er Tabletten und einem Viertel der 50er. Eine Wechseldosis – hier im Beispiel wären das täglich abwechselnd 75 und 100 µg – wäre auch eine Möglichkeit, wird aber nicht von allen Menschen genauso gut vertragen wie eine gleichmäßige Dosis.

Warum ist es wichtig, beim bisherigen Präparat zu bleiben? Verschiedene Thyroxin-Marken enthalten zwar den gleichen Wirkstoff, können sich aber wegen der unterschiedlichen Zusatzstoffe in der Bioverfügbarkeit unterscheiden und deshalb verschieden stark wirken. Das ist zwar auch bei anderen Medikamenten wie etwa Schmerzmitteln der Fall, aber dabei geht es längst nicht so genau wie bei Thyroxin, dessen Dosierung im Mikrogrammbereich liegt und im Idealfall sorgfältig ausgetüftelt wird.

Im Alltag ist es nicht immer einfach, beim selben Präparat zu bleiben, weil gesetzliche Krankenkassen in Deutschland mit einigen Medikamentenherstellern Rabattverträge abgeschlossen haben und die Apotheken das vertraglich vereinbarte Präparat aushändigen, ohne die individuellen Gewohnheiten zu berücksichtigen. Diese Verträge können sich außerdem öfter ändern, sodass die Kundschaft mal dieses, mal jenes Präparat erhält. Fragen Sie in der Apotheke am besten direkt nach dem gewohnten Präparat, und falls Sie es nicht erhalten, können Sie das Rezept wieder mitnehmen und in der Arztpraxis ändern lassen.

Wer sich das zweifelhafte Präparate-Hopping in Deutschland ersparen möchte, sollte schon in der Arztpraxis darum bitten, auf dem Thyroxin-Rezept ein Kreuz zu setzen („aut idem"). Dann muss die Apotheke tatsächlich die verschriebene Marke ausgeben. Falls sich ein Arzt trotz einer freundlichen Bitte und sachlicher Argumente nicht darauf einlässt, bleibt als konsequenter Ausweg nur noch ein Praxiswechsel oder die Bitte um ein Privatrezept. Dann muss das Medikament selbst bezahlt werden, dafür entfällt die Rezeptgebühr.

Schilddrüsenhormone sollten Sie nicht über 25 Grad lagern, jedenfalls nicht längerfristig. Wenn es an manchen Hochsommertagen etwas wärmer in der Wohnung wird, brauchen Sie sich aber keine Sorgen machen, solche Umstände sind einkalkuliert. Auf der Packung ist ein Haltbarkeitsdatum aufgedruckt: Es bedeutet, dass der Hersteller bis zu diesem Datum die volle Wirksamkeit verspricht, sofern die Tabletten korrekt gelagert werden. Auch abgelaufene Tabletten können bei sorgfältiger Lagerung noch ausreichend wirken, einige Monate hin oder her machen normalerweise keinen spürbaren Unterschied.

Die erste Zeit mit Thyroxin

Die Hormontablette nehmen Sie morgens nüchtern ein, nur mit einem Glas kaltem Leitungswasser. Mit anderen Getränken und dem Frühstück sollten Sie mindestens 30 Minuten warten, damit die Aufnahme des Wirkstoffs im Darm nicht durch kurz darauf eintreffende Nahrung gestört wird. 45 oder 60 Minuten Abstand wären noch besser. Auch Kaffee beeinflusst die Aufnahme ungünstig, außerdem verzögern heiße Getränke die Magenentleerung, sodass einige Unsicherheiten entstehen, wenn Sie nach der Thyroxin-Einnahme keine 30 Minuten warten. Wenn Sie Ihr Thyroxin trotzdem unbedingt zum schwarzen Kaffee oder Tee nehmen möchten, sollten Sie das zumindest täglich auf die gleiche Art und Weise tun und danach möglichst eine ganze Stunde oder länger bis zum Frühstück warten. Milchkaffee, Tee mit Milch oder Kakao eignen sich gar nicht als Getränk zum Thyroxin, Orangen- und Grapefruitsaft auch nicht.

Kein Problem ist es, das Frühstück auf später zu verschieben, ganz ausfallen zu lassen oder die Tabletten an freien Tagen einige Stunden später zu nehmen als an Arbeitstagen. Es kommt auf den Mindestabstand an, der sichern soll, dass der Wirkstoff gut aufgenommen wird. Manche Menschen nehmen die Tablette frühmorgens ein und schlafen noch ein oder zwei Stunden. Und wer im

Schichtdienst arbeitet, muss womöglich auch beim Thyroxin flexibel sein. Bei korrekter Einnahme werden bis zu 80 % des Hormons aus der Tablette aufgenommen, ansonsten weniger.

Wenn es weitere Medikamente gibt, die Sie nüchtern einnehmen sollten, ist es möglicherweise besser, dafür eine andere Tageszeit zu wählen, zum Beispiel vor dem Mittag- oder Abendessen. Dann ist Thyroxin längst ins Blut gegangen und wird nicht mehr durch andere Präparate behindert. Mineralien wie Magnesium, Kalzium, Eisen oder Zink sollten Sie auf keinen Fall zusammen mit Thyroxin nehmen, auch eine Stunde Abstand reicht hier nicht unbedingt. Die Einzelheiten können Sie mit den behandelnden Ärzten besprechen oder in der Apotheke um Rat fragen.

Wenn Sie die Behandlung mit Thyroxin schonend angehen möchten, können Sie mit der Hälfte der verordneten Dosis beginnen und etwa zehn bis vierzehn Tage später auf die volle Dosis hochgehen. Wenn Sie 75 oder gar 100 µg nehmen sollen, könnten auch drei bis vier Schritte sinnvoll sein – zum Beispiel zehn Tage lang ein Tablettenviertel, vierzehn Tage lang eine halbe Tablette, dann vierzehn Tage eine dreiviertel Tablette und schließlich die ganze Dosis, die bis zur nächsten Untersuchung so belassen wird. Ein derartiges Vorgehen nennt man „einschleichen". Viele Schilddrüsenspezialisten raten ohnehin dazu, weil es verträglicher ist als den Körper gleich mit der vollen Dosis der noch ungewohnten Hormone zu überrumpeln. Sie könnten Ihren Arzt auch selbst darauf ansprechen und den nächsten Untersuchungstermin auf den langsameren Einstieg abstimmen. Doch halten Sie sich nicht zu lange mit ganz kleinen Zwischenschritten auf – wochenlang nur 12,5 µg einzunehmen wäre übervorsichtig.

Manche Menschen spüren schon bei einer Dosis von 25 µg, dass einige Beschwerden nachlassen. Andere müssen mehr Geduld aufbringen und sich erst zu ihrer optimalen Dosis vorarbeiten. Das kann etliche Monate bis zu einem Jahr dauern, je nachdem welche Menge am Ende benötigt und wie oft die Dosierung angepasst wird. Es kommt oft vor, dass die Hormonwirkung vor allem in den ersten Stunden nach der Einnahme angenehm gespürt wird, wenn die heutige Thyroxindosis in der Blutbahn unterwegs ist: Immerhin handelt es sich dabei um freies Thyroxin. Das Befinden im Tageslauf sollte aber gleichmäßiger werden, sobald die richtige Dosis gefunden ist. Falls dieses morgendliche Anfluten unangenehm ausfällt, könnten Sie eine Weile abwarten, ob sich das mit der Zeit von selbst gibt. Wenn nicht, könnten Sie sich beim nächsten mal Thyroxin eines anderen Herstellers verschreiben lassen.

Bei manchen Menschen treten in der ersten Zeit mit Thyroxin einige Beschwerden auf, die an eine Überfunktion erinnern. Das liegt daran, dass sich der Körper bereits an eine schlechtere Hormonlage gewöhnt hat und sich nun auf eine bessere Versorgung einstellen muss – das braucht etwas Zeit. Andererseits bremst die Schilddrüse jetzt ihre Eigenproduktion, deshalb könnten die Beschwerden der Unterfunktion phasenweise sogar zunehmen. In diesem Fall sollten Sie durchhalten, nicht absetzen!

Manchmal kommen sogar neue Symptome der Unterfunktion hinzu, die bisher nicht vorhanden waren und nach einiger Zeit wieder abklingen, wenn eine besser passende Dosis erreicht ist. Auch das Gewicht kann während der Einstellungszeit etwas zu- und abnehmen, ebenso die Belastbarkeit. All das muss aber nicht passieren, die Reaktionen sind individuell verschieden. Die meisten Menschen kommen mit den Hormonen relativ gut zurecht, besonders wenn die Unterfunktion nur leicht war.

Falls Sie zusätzliche Medikamente gegen einzelne Beschwerden einnehmen, kann sich durch Thyroxin ebenfalls einiges verändern. Wer beispielsweise Betablocker oder Kreislauftropfen nimmt, sollte regelmäßig den Blutdruck und den Ruhepuls messen. Möglicherweise sollten die Medikamente beim Arzt neu angepasst oder abgesetzt werden. Ein eigenes Blutdruckmessgerät ist sinnvoll, Sie bekommen es in Apotheken und Drogeriemärkten.

Damit ein stabiles Hormonlevel aufgebaut wird, müssen Schilddrüsenhormone täglich eingenommen werden. Legen Sie sich die Dosis am besten schon am Abend bereit. Wenn Sie sie mal weglassen, ist das kein Problem. Manche Menschen spüren nur für ein, zwei Tage etwas Müdigkeit oder andere kleine Beschwerden, die bald wieder vergehen. Wenn Sie die tägliche Dosis aber häufiger vergessen, bedeutet das eine geringere durchschnittliche Dosis und folglich ein niedrigeres Hormonlevel im Körper. Ein Beispiel: Eine Tablette von 75 µg, die einmal pro Woche vergessen wird, entspricht einer durchschnittlichen Tagesdosis von knapp 65 µg. Wenn die Tablette nur fünfmal pro Woche genommen wird, bleibt nur noch eine mittlere Tagesdosis von 54 µg. Wer mit der Einnahme nachlässig war, sollte ab jetzt konsequent sein und in fünf bis sechs Wochen wieder zur Blutentnahme gehen. Vorher hätte eine Dosisanpassung nicht viel Sinn.

Blutentnahme und Bedeutung der Werte

Wenn Ihr TSH-Wert erhöht war, wird die Thyroxindosis üblicherweise so lange Schritt für Schritt gesteigert, bis das TSH im Referenzbereich liegt. Eine Dosis sollte mindestens vier bis sechs Wochen lang eingenommen werden, damit die Laborwerte die Wirkung der derzeitigen Dosis tatsächlich abbilden. Nach sechs bis acht Wochen bekämen Sie ein genaueres Ergebnis als nach vier Wochen, die aber für einen Zwischenstand ausreichen. Der TSH-Wert sollte bei einer Behandlung mit Thyroxin in der unteren Hälfte des Referenzbereichs liegen, das heißt etwa zwischen 0,3 und 1,2 mlU/l. Das ist als ungefähre Empfehlung zu verstehen, denn ein TSH-Wert, der innerhalb dieser Spanne liegt, garantiert nicht, dass alles Bestens ist.

Andererseits könnte in einigen Fällen sogar ein TSH-Wert außerhalb dieser Spanne in Ordnung sein. Ein individuell gut passender TSH-Wert wird von manchen Ärzten „Setpoint" genannt. Kurz vor dem Ziel ist es aber sinnvoll, die freien Hormonwerte (fT3 und fT4) einzubeziehen, um Thyroxin genauer dosieren zu können.

Der Hintergrund: Der TSH-Wert ist nicht unfehlbar und kann durch verschiedene Faktoren beeinflusst werden. Hinzu kommt, dass die Einnahme von Thyroxin für den hormonellen Regelkreis nicht dasselbe ist wie die natürliche Eigenproduktion: Wenn die Hormone als Tabletten oder Tropfen eingenommen werden, gelangt jeden Morgen eine Ladung freies Thyroxin ins Blut, das erst noch an Transportproteine gebunden werden muss. Wahrscheinlich trägt dieses tägliche Anfluten der Hormone, bei dem die fT4-Werte vorübergehend höher sind, auch ein wenig zur Absenkung des TSH bei.

Bei einem TSH-Wert unterhalb des Referenzbereichs (also unter 0,3) gehen Ärzte meist von einer Tendenz zur Überfunktion aus. Die freien Hormone (fT3 und fT4) könnten dennoch ganz unauffällig sein, zum Beispiel im mittleren Bereich liegen. Bevor also wegen einer angeblichen Überfunktion die Dosis drastisch reduziert und anschließend planlos hin- und her dosiert wird, sollte besser ein Blick auf die freien Hormone geworfen werden. Die Hormoneinstellung nur anhand des TSH-Wertes gelingt nämlich nur bei einigen Menschen mit einem befriedigenden Ergebnis.

Die gesetzlichen Krankenkassen in Deutschland bezahlen die Untersuchung der freien Hormone, wenn der Arzt die Messung anordnet. Manche Arztpraxen halten sie allerdings für unnötig oder möchten Laborkosten einsparen. In so einem Fall hilft nur ein Kompromiss oder ein Arztwechsel, denn erzwingen können Sie gewünschte Laborwerte nicht. Wer bereit ist, für Laborwerte beim Arzt aus eigener Tasche zu bezahlen, kann das selbstverständlich tun, aber auch direkt ein medizinisches Labor aufsuchen.

Wenn die freien Hormonwerte untersucht werden, ist es wichtig, die Tablette morgens vor der Blutentnahme wegzulassen. Sie können die Tablette hinterher nehmen – entweder direkt nach der Blutentnahme, oder halbwegs nüchtern vor der nächsten Mahlzeit, oder ausnahmsweise ganz weglassen. Warum ist es wichtig, sie am Morgen vor dem Labortermin nicht zu nehmen? Falls die Tablette eingenommen wurde, sind über Stunden mehr freie Hormone in der Blutbahn als sonst. Es soll aber nicht dieser flüchtige Anstieg gemessen werden, sondern diejenige Hormonmenge, welche unabhängig von dieser morgendlichen Spitze frei verfügbar ist. Deshalb ist es am sichersten, zwischen der letzten Hormoneinnahme und dem Labortermin 24 Stunden Abstand zu halten. Wegen ein paar Stunden hin oder her brauchen Sie sich aber keine Gedanken machen. Vor der Blutentnahme zu frühstücken ist in Sachen Schilddrüsenwerte kein Problem, kann aber einige andere Laborwerte beeinflussen.

Wenn bereits Laborwerte nach morgendlicher Einnahme der Tablette gemacht wurden, ist der TSH-Wert trotzdem brauchbar, denn die Tablette beeinflusst diesen Wert normalerweise nicht auf die Schnelle. Auch der fT3-Wert kann vorsichtig in die Beurteilung einbezogen werden, sofern Sie kein T3-haltiges Präparat einnehmen. Aber der fT4-Wert ist wahrscheinlich falsch erhöht, weil Sie morgens freies Thyroxin (T4) eingenommen haben, und Sie wissen nicht, in welchem Ausmaß sich das auf den Wert ausgewirkt hat.

Manche Ärzte raten trotzdem, die Tablette vor der Blutentnahme wie immer einzunehmen, und berücksichtigen vielleicht bei der Interpretation der Laborwerte, dass die Tablette morgens eingenommen wurde. Manches Labor setzt für diesen Fall andere Referenzwerte mit höherer fT4-Obergrenze an. Aber das ist relativ ungenau, denn es gibt keine Formel, nach der der Einfluss der morgendlichen Tablette zuverlässig von den danach gemessenen Werten abgezogen werden könnte. Außerdem fällt der zeitliche Abstand zwischen Einnahme und Blutentnahme von Fall zu Fall sehr unterschiedlich aus.

Ein Tipp dazu: Legen Sie Arzttermine mit Bezug zur Schilddrüse möglichst auf den Vormittag und lassen Sie die Tablette vorsorglich weg. Dann sind Sie auf der sicheren Seite, falls Blut abgenommen wird und die freien Hormone gemessen werden. Informieren Sie die Arztpraxis darüber, dass Sie die Tablette nicht genommen haben, falls es Sie es bisher anders gemacht haben. Das ist zumindest dann sinnvoll, wenn die sonst verwendeten Referenzbereiche darauf abgestimmt sind, dass die Tablette am Morgen eingenommen wurde.

Und die Antikörper? AK-TPO und TG-AK sind vor allem für die Diagnostik wichtig. Der weitere Krankheitsverlauf und das Ausmaß der Beschwerden hängen aber nicht immer von ihrer Höhe ab, deshalb müssen sie nicht weiter beobachtet werden. Stark angestiegene Antikörper könnten allerdings auf einen Krankheitsschub hinweisen.

Dosisanpassungen

Die Laborwerte und die weitere Dosierung der Hormone sollten Sie mit demjenigen Arzt besprechen, der die Blutentnahme veranlasst hat. Beim Hausarzt kann das in der Sprechstunde geschehen, Fachärzte vergeben oft einen Telefontermin. Manche Facharztpraxen wälzen allerdings die Besprechung der Werte und Befunde sowie die Verschreibung von Medikamenten komplett auf die Hausärzte ab. Wenn am Ende der Hausarzt nicht verschreiben möchte, was der Facharzt geraten hat, und Sie damit nicht einverstanden sind, können Sie nochmal bei der Facharztpraxis nachhaken, damit man Ihnen ein Rezept per Post zuschickt. Die Blutprobe ins Labor zu senden und die Schilddrüsenwerte dort messen zu lassen dauert übrigens nur wenige Tage. Wenn sich die Herausgabe und Besprechung der Werte wochenlang hinziehen, liegt das meistens an der Organisation der Arztpraxis.

Bei der Anpassung der Hormondosis denken viele Ärzte in großzügigen Schritten von 25 µg. So lange Sie deutlich unterdosiert sind, ist es völlig in Ordnung, die Dosis in diesen Schritten zu steigern, sofern Sie es gut vertragen. Doch kurz vor dem Ziel wäre oft eine behutsamere Erhöhung der Dosis ratsam: Es ist möglich, dass jemand beispielsweise mit 75 µg noch leichte Symptome der Unterfunktion hat, aber mit 100 µg schon deutlich überdosiert ist. Deshalb ist es oft sinnvoll, eine Zwischendosis zu versuchen, hier im Beispiel 81 oder 87,5 µg.

Es kann jedenfalls nicht schaden, dem Arzt selbst einen derartigen Vorschlag zu machen und nachzufragen, ob etwas dagegen spricht, die angeblich schon passende Dosis noch ein wenig zu erhöhen. Dass die Werte derzeit innerhalb der Referenzbereiche liegen, bedeutet nicht zwingend, dass jede Änderung der Dosis falsch wäre. Meistens gibt es etwas Spielraum – nach oben, nach unten oder in beide Richtungen. Für eine kleine Erhöhung könnte Ihnen der Arzt zusätzliche Tabletten in einer anderen Stärke verschreiben, mit denen sich eine leicht veränderte Dosis austüfteln lässt. Für kleine Steigerungsversuche sind Tabletten mit 25 µg praktisch, von denen Sie ein Viertel zur bisherigen Dosis dazunehmen können. Die meisten Tabletten können mit einem Tablettenteiler aus der Apotheke oder einem Messer halbiert und geviertelt werden, sodass praktisch jede Dosierung möglich ist.

Wenn über Änderungen der Dosis entschieden wird, sollten nicht nur die Laborwerte einbezogen werden, sondern auch Ihr persönliches Befinden. Anders gesagt: Niemand kann Ihre optimale Dosis ausschließlich vom Laborblatt ablesen, auch der beste Spezialist nicht unbedingt. Die Laborwerte zeigen nur, ob die Werte im Referenzbereich liegen, und wo genau innerhalb des Referenzbereichs. Und der Arzt weiß aus Erfahrung, wie wahrscheinlich es ist, dass diese Konstellation akzeptabel ist, und wie sich andere Patienten mit vergleichbaren Werten fühlen – falls er jenen ausreichend zuhört und nicht nur deren Laborzettel therapiert.

Am besten ist es, wenn Sie mit einem aufgeschlossenen Behandler gut zusammenarbeiten. Schildern Sie Ihre Symptome dabei möglichst klar und sachlich, das wirkt überzeugender als ein klagender Tonfall. Wer zu sehr jammert, wird womöglich als lästig empfunden und abgewimmelt, vielleicht mit der Unterstellung verbunden, es seinen psychische Probleme im Spiel. Versuchen Sie so aufzutreten, als seien Sie der souveräne Anwalt Ihres kranken Körpers, denn Sie haben ja kein emotionales Anliegen, sondern ein gesundheitliches. Damit steigern Sie nicht nur Ihre Chancen, einen guten Rat zu bekommen, sondern Sie machen sich auch innerlich unabhängiger von den Reaktionen des Arztes.

Zurück zu den Laborwerten: Wo sollen nun die freien Hormone liegen? Das lässt sich kaum so allgemein beantworten – klar ist nur, dass sie möglichst innerhalb der Referenzbereiche liegen sollten, die allerdings mehr oder weniger weit gefasst sind. Freie Hormonwerte nahe der Untergrenze sind meistens unzureichend, und freie Hormone fast an der Obergrenze sind für viele Menschen unverträglich. Ihrem persönlichen Optimalbereich nähern Sie sich am besten Schritt für Schritt an. Der fT4-Wert kann durch Steigerungen der Thyroxindosis erhöht werden, der fT3-Wert hängt dagegen von der körpereigenen Umwandlung der Hormone ab. Erschöpfung und Kraftlosigkeit, Konzentrationsprobleme und Wortfindungsstörungen können auf einen individuell zu niedrigen fT4-Wert hinweisen, aber auch andere Ursachen haben.

Eine Unterdosierung und eine Überdosierung sind nicht immer eindeutig anhand der Symptome zu unterscheiden, mit wachsender Erfahrung wird es aber einfacher. Eine leichte Überdosierung erkennen Sie möglicherweise an einem zu schnellen Puls, schlechterem Schlaf, innerer Unruhe, Nervosität und Gereiztheit. Es müssen dabei nicht alle typischen Symptome einer Überfunktion vorliegen. Wenn solche Beschwerden länger bestehen bleiben, sollte über eine Reduzierung der Dosis nachgedacht werden. Eventuell ist es sinnvoll, vorher die Laborwerte zu überprüfen, um ein Bild von der momentanen Lage zu bekommen – vorausgesetzt, die aktuelle Dosis wurde lange genug eingenommen, um aussagefähige Werte zu erhalten. Für einen ungefähren Eindruck vom Ausmaß der vermuteten Überdosierung reichen auch mal drei Wochen aus.

Wenn sich anhand der Laborwerte zeigt, dass der fT4-Wert über der Normgrenze oder über dem vermuteten Optimalbereich liegt, wird anschließend die Dosis reduziert. Wenn die Überdosierung stark ist oder deutliche Beschwerden vorhanden sind, kann es sinnvoll sein, übergangsweise nur die halbe Dosis zu nehmen, um den Hormonüberschuss schneller abzubauen. Nachdem die neue Dosis sechs Wochen lang genommen wurde, können die Werte wieder überprüft werden, vielleicht ist noch eine Dosisanpassung nach oben unter unten nötig. Wenn der TSH-Wert bereits sehr niedrig ist, können sich kleine Änderungen der Dosis stärker auf den fT4-Wert auswirken als es sonst der Fall wäre.

Wenn schließlich eine ungefähr passende Thyroxindosis gefunden ist, dürfen Sie Ihrem Körper auch mal einige Monate Zeit lassen, sich daran zu gewöhnen und das Beste daraus zu machen, bevor Sie die Dosis erneut verändern. Manche Verbesserung zeigt sich erst nach einiger Zeit. Das gilt besonders für den Haarwuchs sowie für die Sexualhormone, die mit einer Verzögerung von einigen Wochen bis Monaten auf veränderte Schilddrüsenwerte reagieren können.

Beschwerden, die unter Thyroxin besser werden oder ganz verschwinden, hatten offenbar mit der Schilddrüse zu tun. Bei Problemen, die trotz anscheinend passender Dosis fortbestehen, ist es nicht immer eindeutig, ob die Dosis doch noch ein wenig erhöht oder gesenkt werden sollte, ob womöglich zusätzliches T3 benötigt wird oder die Beschwerden ganz andere Gründe haben – mehrere Möglichkeiten sollten in Betracht gezogen werden. Wenn die Hormondosis schließlich gut passt, dann reicht es oft aus, etwa zweimal pro Jahr die Werte zu überprüfen. Doch spätestens wenn sich das Befinden verschlechtert, sollten Sie sich darum kümmern. Möglicherweise ist die Eigenleistung der Schilddrüse gesunken oder Ihr Hormonbedarf hat sich aus anderen Gründen verändert. Wer zum Beispiel das sportliche Pensum stark steigert, braucht wahrscheinlich mehr Thyroxin. Auch eine deutliche Gewichtsabnahme oder -zunahme kann Auswirkungen haben.

Ein Tipp: Üblicherweise geht ein Mensch zum Arzt, wenn er sich krank fühlt. Wer Schilddrüsenhormone einnimmt, sollte es auch mal umgekehrt probieren – wie sehen die Laborwerte aus, wenn es Ihnen gut geht? Vielleicht können Sie diese Optimalwerte aus guten Tagen später als mögliche Zielwerte brauchen. Auch wenn diese Methode nicht vollkommen zuverlässig ist, kann sie einen Versuch wert sein. Wenn Sie zwischendurch zu einem Labor wechseln, das mit ganz anderen Referenzbereichen arbeitet, sind frühere freie Hormonwerte allerdings nur noch sehr eingeschränkt verwendbar.

Noch ein Hinweis für Brillenträger: Wenn Sie sich eine neue Brille oder Kontaktlinsen anpassen lassen möchten, ist es günstig, wenn die Hormondosis stimmt. Außerdem ist es sinnvoll, zweimal zum Sehtest zu gehen – einmal morgens in den Stunden nach der Tabletten-Einnahme und einmal am frühen Abend, wenn die Hormonspitze schon vorbei ist. Optikermeister wissen darüber Bescheid, dass die Sehstärke ein wenig vom Hormonlevel abhängt und das Level im Lauf des Tages absinkt, wenn jemand Thyroxintabletten einnimmt.

Umwandlung und das Hormon T3

Thyroxin (T4) ist das wichtigste Medikament zur Behandlung einer Unterfunktion. Doch es reicht nicht immer aus, um eine gute Hormonversorgung zu erreichen: Rund ein Sechstel der Betroffenen braucht zusätzliches Trijodthyronin (T3). Eine funktionierende Schilddrüse produziert beide Hormone, außerdem kann der Körper einen Teil des T4-Hormons in T3 umwandeln. Doch das klappt nicht bei allen Patienten zufriedenstellend, obwohl diese Umwandlung außerhalb der Schilddrüse passiert, nämlich in verschiedenen Organen und in der Muskulatur.

Wenn der fT4-Wert schon seit vielen Monaten im individuell ausgetüftelten Optimalbereich liegt, aber weiterhin Beschwerden vorhanden sind, lohnt es sich oft, den fT3-Wert genauer zu beobachten. Besonders wenn er ständig niedrig im Referenzbereich liegt, ist das verdächtig – wie gesagt bei Beschwerden, die zu einer gefühlten Unterfunktion passen, besonders Antriebsschwäche oder Müdigkeit. Allerdings könnten solche Symptome auch andere Ursachen haben, etwa einen Mangel an Eisen oder Vitamin B12, andere Gründe sind ebenfalls möglich. Außerdem könnte steigendes Gewicht trotz bewusster Ernährung ein Hinweis darauf sein, dass ein wenig T3 sinnvoll wäre.

Wenn der fT3-Wert während der Einstellungszeit etwas absinkt, ist das übrigens ganz normal und kein Grund, zusätzliches T3 einzunehmen. Außerdem kann der Wert bei einer starken Erkältung oder Infektionskrankheit vorübergehend sinken. Auch sonst braucht wegen eines kurzen Durchhängers des fT3-Wertes oder des Befindens nicht gleich T3 dazu genommen werden. Es ist gewissermaßen ein Thema für Fortgeschrittene in Sachen Hormoneinstellung.

Der Wohlfühl- oder Optimalbereich des fT3-Wertes ist ähnlich wie beim fT4-Wert eine mehr oder weniger individuelle Sache, sodass auch hier das Befinden eine Rolle spielt, wenn es darum geht, mit T3 zu beginnen und die Dosis anzupassen. FT3 ist nicht zuletzt für den Antrieb, die Stimmung und die Lebensfreude mitverantwortlich. Ein Morgentief oder eine depressive Verstimmung kann in manchen Fällen durch etwas T3 verschwinden oder nachlassen. Auch Menschen, deren fT3-Wert auf dem Papier scheinbar völlig in Ordnung ist, profitieren manchmal von ein klein wenig T3. Andererseits gibt es auch Menschen, die T3 gar nicht vertragen, obwohl ihr fT3-Wert nicht gut aussah.

Neben einer schlechten Umwandlung können auch noch andere Ursachen für einen niedrigen fT3-Wert verantwortlich sein und sollten vor dem T3-Einstieg bedacht werden: Wenn Thyroxin überdosiert wird und fT4 deutlich über das persönliche Optimum steigt, kann der fT3-Wert zum Ausgleich sinken, damit schützt sich der Körper teilweise vor einer Überfunktion. Das muss aber nicht immer passieren, bis zu einem gewissen Grad kann der fT3-Wert auch zusammen mit fT4 ansteigen, wenn die Thyroxindosis erhöht wird. Außerdem könnte ein Mangel an dem Spurenelement Selen die Umwandlung von T4 in T3 möglicherweise bremsen, weil die dafür nötigen Enzyme Selen enthalten.

Auch die Ernährung kann die Schilddrüsenhormone beeinflussen: Beim Fasten sinkt fT3 ab, der Körper schaltet auf Sparflamme. Eine Ernährung mit wenig Kohlehydraten (Low Carb) kann ebenso einen gewissen Effekt haben. Umgekehrt haben Menschen, die im Übermaß Kohlehydrate essen, oft einen hohen fT3-Wert. Auch Erkrankungen können die Schilddrüsenwerte verändern, zum Beispiel kann ein unzureichend behandelter Diabetes mellitus oder auch ein sehr hoher Cortisolwert einen niedrigen fT3-Wert nach sich ziehen. Dann sollte die Ursache des Problems angegangen werden, soweit das möglich ist, und der fT3-Wert erst mal beobachtet werden.

Vor Jahrzehnten wurde übrigens eine Weile versucht, eine Unterfunktion allein mit T3 zu behandeln, also ganz ohne Thyroxin (T4). Man ging damals noch davon aus, dass T4 und fT4 im Körper lediglich eine Speicherfunktion haben. Das ist aber nicht der Fall, auch bei einem guten fT3-Wert können Beschwerden der Unterfunktion auftreten, zum Beispiel Gedächtnisprobleme, falls fT4 sehr niedrig liegt. Die alleinige T3-Therapie der Unterfunktion hat sich also nicht bewährt. Dennoch kommt es ab und zu vor, dass experimentierfreudige Patienten – manchmal auch Ärzte – allein auf hoch dosiertes T3 setzen. In den USA gibt es einen gewissen Modetrend in diese Richtung, aber auch Kritik daran.

T3 zusätzlich einnehmen

Es gibt mehrere Kombinationspräparate, die Trijodthyronin (T3) und Thyroxin (T4) enthalten, außerdem einige T3-Monopräparate (Beispiele aus Deutschland und Österreich):

Novothyral 75	15 µg T3 + 75 µg T4
Novothyral 100	20 µg T3 + 100 µg T4
Prothyrid 100	10 µg T3 + 100 µg T4
Combithyrex mite	12,5 µg T3 + 50 µg T4
Combithyrex forte	25 µg T3 + 100 µg T4
Thybon 20	20 µg T3
Thybon 100	100 µg T3
Trijodthyronin Sandoz 25	25 µg T3

Das hoch dosierte Präparat Thybon 100 ist vor allem für Sonderfälle gedacht, zum Beispiel zur Vorbereitung auf eine Suppressions-Szintigrafie.

Zum Einstieg empfiehlt sich normalerweise eine niedrige Menge T3. Der T3-Gehalt der angebotenen Präparate sagt nichts über Ihren ganz persönlichen Bedarf aus. Außerdem ist T3 besser verträglich, wenn Sie es einschleichen, also mit einer niedrigen Dosis beginnen. Besonders wichtig ist das vorsichtige Einschleichen bei Bluthochdruck sowie bei Herzproblemen. Die Thyroxin-Einnahme von einem Tag auf den anderen auf ein Kombipräparat mit 10 oder gar 25 µg T3 umzustellen, ist eher nicht empfehlenswert: Das könnte in der ersten Zeit einige Symptome der Überdosierung verursachen, zum Beispiel Kopfschmerzen, Herzstolpern oder Pulsrasen. Falls die eingenommene T3-Dosis insgesamt zu hoch sein sollte, können solche Beschwerden auch so lange bestehen bleiben, bis die Dosis wieder reduziert wird.

Vorsichtig mit T3 beginnen kann man beispielsweise mit einer viertel Tablette Prothyrid 100, das entspricht einer Tagesdosis von 2,5 µg T3. Eine viertel Tablette Novothyral 75 liefert 3,75 µg T3, eine viertel Tablette Combithyrex mite rund 4 µg T3. Eine Einstiegsdosis von 5 µg erhalten Sie mit einer viertel Tablette Novothyral 100, mit einer halben Tablette Prothyrid 100 oder mit einer viertel Tablette des T3-Präparats Thybon 20. Manchen Menschen genügen kleine Dosierungen schon, vor allem wenn ihr fT3-Wert nicht allzu schlecht war. Wer eindeutig mehr als die Einstiegsdosis braucht, kann die T3-Dosis nach einigen Tagen der Eingewöhnung erhöhen, ansonsten kann die niedrige Dosis auch bis zur nächsten Blutentnahme beibehalten werden.

Separate T3-Tabletten haben den Vorteil, dass die T3-Dosis über den Tag verteilt eingenommen werden kann, damit sie gleichmäßiger wirkt – bei einer niedrigen Dosis ist das aber nicht nötig. Wenn Sie ein Kombipräparat aus T3 und T4 bekommen sollen und der Hersteller Ihrer bisher verwendeten Thyroxintabletten eines anbietet, ist es sinnvoll, Tabletten dieses Herstellers zu verwenden. Dann sind nämlich die Zusatzstoffe identisch mit dem gewohnten Monopräparat und damit die Bioverfügbarkeit des Thyroxins.

Wenn Sie mit einem Kombipräparat aus T3 und T4 beginnen und T3 einschleichen, nehmen Sie zumindest am Anfang nur eine Teildosis ein und damit auch nur einen Teil des T4. Folglich brauchen Sie zusätzlich ein Thyroxin-Präparat. Da sowohl Kombipräparate als auch Thyroxintabletten geteilt werden können, lässt sich immer die passende Thyroxindosis zusammenstellen. Vielleicht ist das einfacher, wenn Sie Thyroxin in verschiedenen Stärken parat haben. Die bisherige Thyroxindosis kann beim T3-Beginn vorerst beibehalten werden, falls nichts Konkretes dagegen spricht. Ob Sie am Ende mehr oder weniger Thyroxin als bisher brauchen werden, wenn Sie zusätzlich T3 einnehmen, kann niemand sicher vorhersagen, das wird sich anhand der nächsten Laborwerte und eventuell anhand Ihrer Symptome zeigen.

Falls Sie das näher interessiert: Möglicherweise steigt der Thyroxinbedarf etwas an, wenn durch die tägliche T3-Einnahme das

TSH weiter absinkt und damit auch die Eigenproduktion der Schilddrüse abnimmt. Das gilt vor allem dann, wenn TSH durch die Hormoneinnahme noch nicht bis in den unteren Referenzbereich abgesenkt war und wenn die Schilddrüse noch zu einer spürbaren Eigenproduktion in der Lage ist. Andererseits gehen viele Ärzte davon aus, dass man unter T3 weniger Thyroxin (T4) braucht als davor, und sehen es vereinfacht gesagt so, dass ein Teil des T4 durch T3 ersetzt wird. Manche benutzen deshalb Umrechnungsformeln, die aber nicht allgemeingültig sind, sondern sich im Einzelfall bewähren müssen. Es können noch weitere Einflüsse eine Rolle spielen, nicht zuletzt, ob Thyroxin vor dem T3-Beginn eher etwas zu großzügig oder eher knapp dosiert war. Bei denjenigen, die keine Schilddrüse mehr haben, ist die Sache etwas einfacher, weil es keine hormonelle Eigenproduktion mehr gibt.

Das TSH-Dilemma

Die Erfahrung zeigt, dass die T3-Einnahme den TSH-Wert weiter absinken lässt, sodass er nicht selten deutlich unter dem Referenzbereich liegt. Das kann sogar passieren, wenn fT3 kaum angestiegen ist. Das Problem dabei: Viele Ärzte gewichten den TSH-Wert wesentlich stärker als die freien Hormonwerte (fT3 und fT4) und akzeptieren einen erniedrigten TSH-Wert nicht, manche Behandler nicht einmal bei niedrig-normalen freien Hormonen, die einer Überfunktion vollkommen unverdächtig sind. Einige Ärzte halten den TSH-Wert gar für einen unter allen Umständen unfehlbaren Anzeiger der hormonellen Lage. Hier die Fachbegriffe dazu: Einen TSH-Wert unterhalb der Normgrenze (also meist unter 0,3) in Verbindung mit freien Hormonen innerhalb des Normbereichs nennen Ärzte „latente Überfunktion". Ein kaum noch messbares TSH unter 0,1 oder 0,05 wird als „supprimiert" bezeichnet, das heißt, die TSH-Ausschüttung ist unterdrückt.

Falls das unbedingt vermieden werden sollte, müsste entweder das T3-Präparat wieder abgesetzt oder Thyroxin deutlich reduziert werden. Falls fT4 vor dem T3-Beginn sehr hoch in der Norm lag, ist es gut möglich, dass etwas weniger Thyroxin genügt, doch das ist nicht immer der Fall. Folglich haben viele Patienten während der T3-Behandlung entweder ein normgerechtes TSH und dazu unzureichende freie Hormonwerte, oder ein sehr niedriges TSH und individuell passende freie Werte. Eine Wahl sollte leicht fallen, da man ein niedriges TSH nicht direkt spürt, freie Hormone deutlich unterhalb des persönlichen Optimums aber schon. Allerdings machen viele Ärzte Druck, sobald der TSH-Wert unter den Referenzbereich rutscht – wer die Dosis nicht sofort deutlich reduziert, hat angeblich die Folgeschäden schon in der Tasche.

Eine für alle Beteiligten akzeptable Lösung dieses TSH-Dilemmas gibt es beim derzeitigen Forschungsstand noch nicht. Freie Hormone und Befinden womöglich ganz auszublenden und sich nur auf den TSH-Wert zu stützen, wird den hormonellen Zusammenhängen jedenfalls nicht gerecht. Es scheint inkonsequent, wenn einige Ärzte – manchmal ohne Notwendigkeit – ein Kombipräparat mit hohem T3-Anteil verschreiben und anschließend darauf bestehen, dass der TSH-Wert im Referenzbereich bleiben muss. Hier wäre mehr Flexibilität und Gesprächsbereitschaft der Ärzte wünschenswert.

Welche Risiken birgt nun ein erniedrigter bis supprimierter TSH-Wert für sich allein, wenn ansonsten weder eine Überfunktion bei fT3 und fT4 noch eine individuelle Überdosierung vorliegt? Endgültig lässt sich das noch nicht beantworten. Ärzte erwähnen vor allem Herzbeschwerden und Osteoporose. Diverse Herzprobleme können bei einer Überdosierung, aber auch bei einer Unterdosierung der Schilddrüsenhormone vorkommen, sodass ein guter TSH-Wert für sich allein auch nichts hilft, wenn gleichzeitig die freien Hormonwerte individuell deutlich zu niedrig sind. Lassen Sie sich im Zweifel beim Kardiologen untersuchen, der allerdings kein Spezialist für die Dosierung der Hormone ist.

Die gefürchtete Osteoporose betrifft vor allem Frauen mit und ohne Schilddrüsenerkrankung in der zweiten Lebenshälfte, schlanke Frauen sind dabei stärker gefährdet als andere. Aber auch Männer und jüngere Frauen können an einer Osteoporose erkranken, es ist auch eine Sache der familiären Veranlagung und einiger weiterer Risikofaktoren. Der momentane Stand hinsichtlich der Schilddrüsenwerte ist, dass nicht so sehr erniedrigte TSH-Werte, sondern in erster Linie hohe (f)T3-Werte unter Verdacht stehen, den Knochenabbau zu fördern. Im Zweifel könnte das Osteocalzin im Blut gemessen werden, das ist ein Marker des Knochenaufbaus.

Die aktuelle Knochendichte können Sie ebenfalls untersuchen lassen, falls überprüft werden soll, ob sie bereits vermindert ist. Wer das persönliche Osteoporose-Risiko senken will, sollte vorbeugend Sport treiben und auf eine gute Versorgung mit Vitamin D achten (siehe S. 119).

Das vorläufige Fazit: Es sollte nur soviel T3 eingenommen werden, wie mindestens benötigt wird, um sich gut zu fühlen und die Symptome der Unterfunktion hinter sich zu lassen. Dass eine manifeste Überfunktion mit der Zeit den Knochen schaden kann, ist unbestritten. Aber auch fT3-Werte, die noch innerhalb des Referenzbereichs liegen, könnten individuell zu hoch sein und den Stoffwechsel mehr als nötig beschleunigen. Es kann sich lohnen, den Ruhepuls zu beobachten, denn bei vielen Menschen zeigt ein gestiegener Puls eine Überdosierung der Schilddrüsenhormone an. Dies kann T3 und T4 betreffen.

Eine Gewichtszunahme könnte zwar ein Symptom eines individuell zu niedrigen fT3-Wertes sein. Dennoch sollte die T3-Dosierung nicht darauf abzielen, möglichst schnell an Gewicht zu verlieren. Eine Überdosis T3 hilft sowieso nicht unbedingt beim Abnehmen, denn bei manchen Menschen steigt mit dem fT3-Wert auch der Appetit. Das bedeutet umgekehrt auch: Schlanke Menschen müssen nicht generell auf T3 verzichten, auch sie können sich bei Bedarf zumindest probehalber T3 verschreiben lassen und dann beobachten, wie sich das zusätzliche Hormon auf ihr Gewicht auswirkt.

T3 wird im Körper schneller verbraucht als T4, die Halbwertszeit liegt unter 24 Stunden. Das heißt, wenn Sie T3 absetzen, ist seine Wirkung nach wenigen Tagen verpufft. Trotzdem kann es einige Zeit dauern, bis die Schilddrüsenwerte untereinander ihr neues Gleichgewicht gefunden haben. Deshalb sollten Sie auch nach Veränderungen der T3-Dosis normalerweise einige Wochen abwarten, bis die Schilddrüsenwerte erneut gemessen werden. Vielleicht kann Ihnen bei Bedarf jemand einen Arzt empfehlen, der mit der T3-Behandlung viel Erfahrung hat und auch auf die freien Hormonwerte achtet.

Natürliche Schilddrüsenhormone

Neben den gängigen, synthetisch hergestellten Hormonen sind auch natürliche Hormone auf dem Markt, die aus getrockneten Schilddrüsen des Schweins gewonnen werden. Diese Präparate enthalten neben Thyroxin (T4) auch Trijodthyronin (T3), weshalb das Thema an dieser Stelle behandelt wird – es handelt sich gewissermaßen um ein natürliches Kombipräparat. Ferner enthalten die Schweinehormone etwas T2, dessen Bedeutung noch nicht genau bekannt ist. Thyroxin vom Rind gab es vor Jahren auch, seit der BSE-Krise wird es aber nicht mehr hergestellt.

Manche Menschen vertragen natürliche Hormone besser als synthetische. Das könnte daran liegen, dass natürliche Hormone nicht in freier Form vorliegen, sondern an Proteine gebunden sind. Dadurch entfällt das morgendliche „Anfluten", unter dem einzelne Patienten auch nach längerer Eingewöhnungszeit noch leiden. Am Tag der Blutentnahme sollten die natürlichen Hormone trotzdem erst hinterher genommen werden.

Natürliche Schilddrüsenhormone können auf Privatrezept verschrieben werden. Einige wenige Apotheken stellen sie selbst her, und manche internationale Apotheken importieren sie aus Nordamerika. Die genaue Zusammensetzung kann sich von Hersteller zu Hersteller unterscheiden. Falls sich herausstellt, dass der T3-Gehalt individuell zu hoch ist, wird es notwendig, dieses natürliche Kombinationspräparat mit herkömmlichem Thyroxin zu ergänzen, um nicht mit T3 überdosiert oder mit T4 unterdosiert zu sein. Wenn man sich um eine sorgfältige Hormoneinstellung bemüht, kommt das sogar häufig vor.

Natürliche Schilddrüsenhormone wirken nicht in jedem Fall sanfter und verträglicher als synthetisch hergestellte Hormone, der erhebliche T3-Anteil im natürlichen Präparat kann manchen Menschen viel zu hoch sein. Aus diesem Grund ist es sinnvoll, die Behandlung mit Schilddrüsenhormonen auf die herkömmliche Art mit einem Thyroxinpräparat zu beginnen und erst dann auf natürliche Hormone umzusteigen, wenn es einen guten Grund dafür gibt.

Hormoneinstellung bei Mischformen

Die Hashimoto-Thyreoiditis ist eng mit Morbus Basedow verwandt. So kann es gelegentlich vorkommen, dass eine Hashimoto-Erkrankung in Morbus Basedow umschlägt. Häufiger sind die Fälle, in denen ein Basedow zwar durch die Behandlung mit Schilddrüsenhemmern zur Ruhe kommt, aber irgendwann in Hashimoto übergeht. So einen einmaligen Wechsel nennt man nicht unbedingt Mischform. Doch wenn eine Schilddrüse bereits durch Hashimoto geschädigt ist und zusätzlich schubweise TRAK auftreten, können sich die Krankheitsbilder von Hashimoto und Basedow gewissermaßen abwechseln. In diesem Fall richtet sich die Behandlung nach der derzeit vorherrschenden Lage.

Eine Mischform ist also keine eigenständige Erkrankung, sondern ein gelegentlich verwendeter Begriff für solche Verläufe, bei denen sich Hashimoto und Basedow überlappen oder abwechseln. Ein Basedow-Schub ist keine kurzfristige Angelegenheit, sondern kann etliche Monate oder länger dauern.

Wenn sowohl TRAK als auch AK-TPO nachweisbar sind, muss das nicht unbedingt eine Mischform bedeuten, es kommt auf das Krankheitsbild und den Verlauf an. Leicht erhöhte TRAK kommen manchmal auch bei Hashimoto vor, und Morbus Basedow wird oft von AK-TPO begleitet. Wenn eine Überfunktion vorliegt und die TRAK nur leicht erhöht sind, dann könnte es sich um eine Mischform handeln, aber auch um eine Hashitoxikose oder um heiße Knoten. Bei derartigen Unklarheiten kann eine Szintigrafie sinnvoll sein.

Wer messbare, gar erhöhte TRAK hat, sollte außerdem wissen: Diese Antikörper können den TSH-Wert erheblich absenken, auch wenn das nicht immer der Fall sein muss. TRAK ist die Abkürzung für TSH-Rezeptor-Antikörper, das heißt, dass TRAK diejenigen Rezeptoren besetzen, die für das TSH geschaffen sind (und zwar an der Schilddrüse und an der Hirnanhangdrüse). TRAK wirken also an diesen Rezeptoren ähnlich wie TSH. Dann schüttet die Hirnanhangdrüse (Hypophyse) weniger TSH aus, weil ja schon die TRAK die Rolle des TSH spielen – allerdings auf eine mehr oder weniger chaotische Art, weil die TRAK nicht nach Bedarf produziert werden, sondern nach den Launen der Autoimmunerkrankung. Deshalb ist auf den TSH-Wert kaum noch Verlass, falls TRAK dazwischen funken: Der so genannte Regelkreis funktioniert meistens nicht mehr.

Daraus folgt in diesem Zusammenhang, dass man sich zur Beurteilung der hormonellen Lage vor allem auf die freien Hormonwerte konzentrieren sollte. Der TSH-Wert darf nicht gewaltsam in den Normbereich gezwungen werden, indem ein mit Basedow und Mischformen unerfahrener Behandler die Schilddrüsenhemmer entsprechend überdosiert oder benötigte Hormone unterdosiert. Zweiteres gilt auch für den Fall, dass die Schilddrüse entfernt wurde: Nach einer Operation können die TRAK zwar sinken, aber garantiert ist das nicht.

Neben den hier beschriebenen, stimulierend wirkenden TRAK gibt es noch blockierende TRAK, die keine Überfunktion auslösen. Der Unterschied wird aber in einem üblichen medizinischen Labor nicht erfasst, sodass die tatsächliche Wirkung vorhandener TRAK nur indirekt aus den Schilddrüsenwerten abgeleitet werden kann.

Phasen der manifesten Überfunktion, also mit erhöhten freien Hormonen, behandeln Fachärzte mit Schilddrüsenhemmern. Das gilt normalerweise nur, wenn in den vorausgehenden Wochen keine Schilddrüsenhormone eingenommen wurden. Ansonsten werden erst mal die Hormone reduziert oder abgesetzt – vielleicht genügt das schon, um die Werte wieder ins Lot zu bringen. Ein niedriger TSH-Wert ist für sich allein kein Grund, Hemmer einzunehmen, sondern die weitere Entwicklung zu beobachten.

Wenn doch Hemmer nötig werden, stehen verschiedene chemische Präparate zur Verfügung. Bei leichten und grenzwertigen Überfunktionen, etwa wenn nur der fT3-Wert erhöht ist, kommen vielleicht auch pflanzliche Hemmer (Wolfstrapp) in Frage. Während einer Behandlung mit Hemmern sollten die freien Hormonwerte vor allem in der ersten Zeit alle zwei Wochen überprüft und die Dosis an die aktuelle Lage angepasst werden, die Dosierung richtet sich nach dem Ausmaß der Überfunktion. Falls Sie synthetische Hemmer nehmen müssen, sollte der Arzt wegen möglicher Nebenwirkungen noch die Leberwerte und das weiße Blutbild im Auge behalten. Wenn die Schilddrüse bereits durch Hashimoto geschädigt ist, fallen spätere Basedow-Überfunktionen meistens viel leichter aus als in solchen Fällen, in denen eine gesunde und leistungsstarke Schilddrüse an Morbus Basedow erkrankt. Jodreiche Nahrungsmittel sollten aber so oder so gemieden werden.

Morbus Basedow oder eine Mischform kann mit einer typischen Augenbeteiligung (endokrine Orbitopathie) einher gehen, selten kommt sie auch bei Hashimoto vor. Diese Augenerkrankung bringt meist ein Druckgefühl hinter den Augen mit sich und führt im Extremfall dazu, dass die Augen stark hervortreten und sogar der Sehnerv geschädigt werden kann. Die ersten Symptome leichter Stadien sind unauffälliger – Augenbrennen, Lichtempfindlichkeit, geschwollene Lider und ein Fremdkörpergefühl wie Sand im Auge sind möglich.

Bei einer Augenbeteiligung ist es noch wichtiger, auf gute Schilddrüsenwerte zu achten: Eine manifeste Überfunktion mit freien Hormonen über der Norm, aber auch freie Werte oberhalb oder unterhalb des individuellen Optimalbereichs können eine endokrine Orbitopathie auslösen und verstärken. Rauchen ist ebenfalls schädlich und sollte aufgegeben werden. Auch eine Radiojodtherapie ist ungünstig, weil sie fast zwangsläufig stark schwankende Schilddrüsenwerte mit sich bringt. Aber nicht jedes Augenproblem muss mit einer endokrinen Orbitopathie zu tun haben. Für die Diagnose und Behandlung der endokrinen Orbitopathie sind solche Augenärzte und Fachkliniken die richtige Adresse, die Erfahrung mit dieser speziellen Krankheit haben.

Hormone nach Entfernung der Schilddrüse

Wenn es bei einer Mischform längerfristig nicht recht gelingt, die Schilddrüsenwerte medikamentös einzustellen, wird oft empfohlen, die Schilddrüse zu entfernen. Die Autoimmunerkrankung verschwindet dadurch zwar nicht – das Immunsystem wird weiterhin falsch programmiert sein und auf das Restgewebe reagieren – aber die Hormonschwankungen bleiben aus. Eine Operation kann außerdem sinnvoll sein, wenn eine Autoimmunerkrankung der Schilddrüse gemeinsam mit problematischen Knoten auftritt oder die Schilddrüse so stark vergrößert ist, dass sie auf die Luftröhre drückt. Hashimoto ohne zusätzliche Probleme ist meistens kein ausreichender Grund für eine Operation, die auch mit gewissen Risiken verbunden ist. Zu den möglichen Komplikationen zählen Probleme mit den Stimmbändern und den Nebenschilddrüsen. Solche Komplikationen treten in Kliniken, die auf Schilddrüsenentfernungen spezialisiert sind, seltener auf.

Nach der Entfernung der Schilddrüse werden die Hormone nicht niedrig dosiert eingeschlichen, sondern die Dosis wird gleich höher angesetzt und richtet sich nach dem Körpergewicht: Pro Kilogramm rechnet der Arzt mit etwa 1,5 bis 2 µg Thyroxin. Wer zum Beispiel 60 kg wiegt, bekommt wahrscheinlich 100 µg Thyroxin. Wenn nur ein Teil der Schilddrüse entfernt wurde, wird eine entsprechend geringere Einstiegsdosis benötigt.

Häufig bekommen die operierten Patienten ihre Hormone aber erst, nachdem das Schilddrüsengewebe im Labor untersucht und Krebs ausgeschlossen wurde. Falls tatsächlich Schilddrüsenkrebs festgestellt wird, lässt man nämlich die Betroffenen häufig mit Absicht in eine Unterfunktion fallen. Dadurch steigt der TSH-Wert an, und die folgende Radiojodtherapie beseitigt das Restgewebe und auch eventuelle Metastasen komplett.

Doch lassen Sie sich nicht zu lange hinhalten: Sie haben zwar einen Hormonvorrat im Körper, der Ihr Überleben für etliche Wochen sichert. Aber der Hormonspiegel fällt nach der Operation bald spürbar ab, sodass Sie ohne Thyroxin nach einigen Tagen bis wenigen Wochen erste Beschwerden der Unterfunktion bekommen können. Falls tatsächlich jemand Schilddrüsenkrebs hat, gibt es eine Alternative zur absichtlichen Unterfunktion: Das TSH kann vor der Radiojodtherapie als Medikament gegeben werden.

Die Hormoneinstellung mit Thyroxin verläuft ähnlich wie bei nicht operierten Patienten: Nach vier bis sechs Wochen mit der selben Dosis sollten die Schilddrüsenwerte gemessen werden und die Hormondosis genauer angepasst. Auch hier können mehrere Schritte notwendig werden, bis die Dosis schließlich stimmt. Eine Formel, mit der jemand den tatsächlichen oder endgültigen Hormonbedarf operierter Menschen berechnen könnte, gibt es nicht, das ist immer eine individuelle Sache. Auch nachdem die Schilddrüse nahezu vollständig entfernt wurde, ist es möglich, dass sich der Hormonbedarf irgendwann verändert, wenn auch nicht so oft wie bei einer Hashimoto-Schilddrüse.

Wenn das Organ wegen Schilddrüsenkrebs entfernt wurde oder bei der Gewebeuntersuchung eine Krebserkrankung festgestellt wurde, sollten Sie die weitere Therapie und Hormonbehandlung mit den Fachleuten einer spezialisierten Klinik besprechen. Die Empfehlungen können sich mit der Zeit ändern und auch davon abhängen, welche Art von Schilddrüsenkrebs jemand hatte.

Autonomie und Radiojodtherapie

Eine Autonomie liegt meistens in Form heißer Knoten vor, die Schilddrüsenhormone unabhängig vom Bedarf produzieren. Die Hormonwerte können dabei erheblich schwanken. Jodreiche Nahrung bringt eine höhere Hormonproduktion mit sich, und das kann Beschwerden der Überfunktion auslösen. Es wird in der Medizin üblicherweise angenommen, dass sich eine Autonomie als Spätfolge eines Jodmangels entwickelt, allerdings können heiße Knoten auch zusammen mit Hashimoto oder Morbus Basedow auftreten. Es wären also auch andere Ursachen denkbar.

Die Radiojodtherapie zielt darauf ab, unerwünschtes Schilddrüsengewebe zu zerstören. Sie wird auf der nuklearmedizinischen Station eines Krankenhauses praktiziert: Die Patienten schlucken eine Kapsel, die radioaktives Jod enthält und Schilddrüsengewebe eliminiert. Diese Methode eignet sich gut, um heiße Knoten möglichst gezielt zu beseitigen, das restliche Schilddrüsengewebe soll weitgehend erhalten bleiben. Dennoch kann es passieren, dass die Schilddrüse hinterher nicht mehr die optimale Hormonmenge produziert und Sie deshalb Thyroxin in Tablettenform benötigen. Bei welchen Laborwerten Schilddrüsenhormone gegeben werden, ist auch hier Ermessenssache. Wenn es Ihnen nach einer Radiojodtherapie nicht gut geht, sollten Sie jedenfalls darauf bestehen, dass die Schilddrüsenwerte regelmäßig gemessen werden und Ihr Befinden berücksichtigt wird.

Manchmal wird die Radiojodtherapie auch bei Morbus Basedow oder einer Mischform angewandt – in diesem Fall wird möglichst viel Gewebe beseitigt, damit in Zukunft keine Überfunktion mehr auftreten kann. Dann ist die Hormoneinstellung etwas komplizierter und wird nicht in diesem Ratgeber behandelt. Wegen des hohen Risikos einer Augenbeteiligung ist die Radiojodtherapie bei Basedow ohnehin nicht gut geeignet.

Da die Radiojodtherapie eine leichte Strahlenbelastung mit sich bringt, wird sie in Deutschland nur in Verbindung mit einem stationären Krankenhausaufenthalt angewandt. In vielen anderen Ländern ist das nicht der Fall, dort können die Patienten am selben Tag wieder nach Hause gehen – so etwa in Österreich. Bei einem Kinderwunsch muss aber bedacht werden, dass Frauen nach einer Radiojodtherapie mindestens sechs Monate lang nicht schwanger werden sollten. Als Alternative bei einem oder wenigen heißen Knoten kämen möglicherweise Alkohol-Injektionen in Frage, die aber öfter wiederholt werden müssten. Über die Details sollten Sie sich gegebenenfalls von Spezialisten beraten lassen. Informieren Sie sich außerdem gut über die Vor- und Nachteile der Behandlungen, falls für Sie mehrere Möglichkeiten in Frage kommen.

Schwangerschaft und Geburt

Über ein Fünftel der Frauen mit unerfülltem Kinderwunsch haben eine latente oder manifeste Unterfunktion der Schilddrüse, ergab eine aktuelle Studie. Wer sich noch in der Unterfunktion befindet, sollte besser keine Schwangerschaft riskieren und gegebenenfalls verhüten. Verlassen Sie sich lieber nicht darauf, dass die Unterfunktion eine Schwangerschaft ohnehin verhindern wird, denn das ist nicht generell der Fall. Die weitere Hormondosierung ist außerdem unkomplizierter, wenn die Thyroxindosis zum Zeitpunkt der Befruchtung schon ungefähr passt, denn in der Schwangerschaft kommen bald weitere Veränderungen hinzu. Lassen Sie sich lieber etwas Zeit und machen Sie das Beste daraus. Vielleicht ist es sowieso notwendig, vor der Schwangerschaft noch die Reserven an Eisen, Vitamin B12 und Vitamin D aufzufüllen (siehe Teil 6 ab S. 103). Möglicherweise ist auch noch eine Impfung fällig, zum Beispiel gegen Röteln oder Keuchhusten.

Im Lauf der Schwangerschaft steigt der Hormonbedarf aus verschiedenen Gründen an. In welchem Ausmaß sich das tatsächlich bemerkbar macht, ist individuell unterschiedlich: Manche Frauen müssen ihre Dosis alle vier Wochen nach oben anpassen, andere nur ein- oder zweimal während der gesamten Schwangerschaft. Manche Ärzte empfehlen, gleich nach dem positiven Schwangerschaftstest die Dosis zu erhöhen. Ob das sinnvoll ist, kann davon abhängen, wie knapp oder großzügig die Schilddrüsenhormone vor der Schwangerschaft dosiert waren, sodass sich dieser Rat nicht verallgemeinern lässt. Es ist jedenfalls sinnvoll, die Schilddrüsenwerte bald untersuchen zu lassen. In der ersten Hälfte der Schwangerschaft sollten Sie sie zur Sicherheit alle drei bis vier Wochen kontrollieren lassen. Später sind möglicherweise etwas größere Abstände okay, wenn das Befinden gut und die Werte stabil sind.

Ein steigender Hormonbedarf zeigt sich in den Blutwerten an einem sinkenden fT4-Wert oder einem ansteigenden TSH-Wert. Eine Unterfunktion erhöht das Risiko, dass es zu einer Fehlgeburt oder Frühgeburt kommt. Wichtig ist, zusätzlich zum TSH auch die freien Hormone (fT3 und fT4) zu messen, denn der TSH-Wert könnte bis zur 20. Woche durch das Schwangerschaftshormon HCG abgesenkt sein. Ein niedriges TSH unter 0,3 bedeutet also in dieser Zeit keine Tendenz zur Überfunktion, und eine manifeste Überfunktion liegt erst vor, wenn die freien Hormone erhöht sind. (Das heißt aber nicht, dass der TSH-Wert in der Schwangerschaft vollständig ignoriert werden sollte – ein erhöhtes TSH zeigt auch in der Schwangerschaft eine Tendenz zur Unterfunktion an.)

Gesamt-T3 und Gesamt-T4 sind bei Schwangeren von Natur aus oft erhöht und deshalb für die Hormondosierung nicht brauchbar. Wenn Sie ein Kombipräparat nehmen oder Thyroxin (T4) mit einem T3-Präparat ergänzen, kann es sein, dass der T4-Bedarf stärker ansteigt als der T3-Bedarf. Dann sollten die Dosierungen beider Hormone getrennt voneinander erhöht werden. Falls der fT3-Wert trotz guter fT4-Werte sehr stark absinkt, könnte ein behutsamer Versuch mit T3 sinnvoll sein.

Wenn Ihre persönlichen Optimalwerte bekannt sind, könnten diese auch in der Schwangerschaft zur Orientierung dienen, vor allem was fT4 betrifft. Allerdings wird sich das Ziel wegen der laufenden Veränderungen des Hormonbedarfs und der Thyroxindosis nicht exakt erreichen lassen. Auch das Befinden kann berücksichtigt werden. In der Schwangerschaft lässt sich jedoch nicht immer eindeutig sagen, ob ein Symptom von der Schwangerschaft oder den sinkenden Schilddrüsenhormonen herrührt: Müdigkeit kann sowohl von der Schwangerschaft selbst als auch von einer Tendenz zur Unterfunktion verursacht sein, Eisenmangel könnte ebenso in Frage kommen. Manche Ärzte empfehlen, dass der fT4-Wert bei Schwangeren tendenziell im mittleren bis oberen Referenzbereich liegen sollte. Wenn es Ihnen damit nicht gut geht, sollten Sie sich aber nicht zu hoch-normalen fT4-Werten zwingen.

Ob Schwangere trotz einer Hashimoto-Thyreoiditis zusätzlich Jod (siehe S. 104) einnehmen sollten, bleibt Ansichtssache, bei Gesunden sind 150 µg pro Tag üblich. Wenn Sie es nicht vertragen oder schon mal an Morbus Basedow erkrankt waren, sollten Sie es besser weglassen – es ist nicht nötig, sich zu quälen oder gar einen Basedow-Rückfall zu riskieren. Sie brauchen sich auch nicht überwinden, Meeresfisch zu essen, wenn Sie ihn nicht mögen. Schwangere Frauen, die sich rein pflanzlich (vegan) ernähren, können aber sicherheitshalber ein Jodpräparat einnehmen oder jodiertes Salz verwenden.

Dass schwangeren Frauen oft zusätzliches Jod empfohlen wird, hat in erster Linie damit zu tun, dass der Bedarf in der Schwangerschaft aus diversen Gründen ansteigt. Jod ist ein notwendiger Baustein für Schilddrüsenhormone, und der Hormonbedarf nimmt in der Schwangerschaft zu. Wenn Jod knapp wird, kann sich bei der Schwangeren ein Kropf (Struma) entwickeln, und dem kann durch eine großzügige Jodversorgung vorgebeugt werden.

Schwangere, die wegen Hashimoto oder aus anderen Gründen Thyroxin einnehmen, betrifft dieses Kropf-Problem praktisch gar nicht. In ihrem Fall wird der steigende Hormonbedarf dadurch gedeckt, dass die Thyroxindosis regelmäßig an die aktuelle hormonelle Lage angepasst wird. Etwa bis zur 12. Woche ist der Fetus in Sachen Schilddrüsenhormone vollständig von der Mutter abhängig. Die kleine Schilddrüse des Fetus beginnt ab der 10. Woche Jod zu speichern und allmählich selbst Hormone zu produzieren. Die Entscheidung für oder gegen zusätzliches Jod könnten Sie bei Bedarf auf diese Phase verschieben. Ansonsten wird Jod auch über die mütterliche Ernährung zugeführt.

Das klingt kompliziert? Kümmern Sie sich gut um alles Notwendige und seien Sie zuversichtlich. Millionen Frauen mit Hashimoto-Thyreoiditis oder entfernter Schilddrüse haben bereits Kinder bekommen. Wenn Ihnen und Ihrem Partner sonst nichts fehlt, was die Fortpflanzung beeinträchtigt, sind Ihre Chancen gut, dass alles klappt. Allein wegen einer Schilddrüsenerkrankung ist keine

Kinderwunschklinik notwendig, solche Einrichtungen sind eher für besondere Schwierigkeiten gedacht. Eine normale Haus- oder Facharztpraxis (Endokrinologie, Nuklearmedizin oder Gynäkologie) mit viel Erfahrung in Sachen Schilddrüse und Schwangerschaft reicht meistens aus. Eine zweite Anlaufstelle als Reserve könnte aber sinnvoll sein, da nicht jede Praxis tatsächlich bereit ist, alle vier Wochen die nötigen Werte zu kontrollieren. Optimal ist es, wenn beide Arztpraxen dasselbe Labor nutzen oder zumindest mit vergleichbaren Referenzbereichen arbeiten. Jede Praxis sollte spätestens eine knappe Woche nach der Blutentnahme die Ergebnisse mit der schwangeren Patientin besprechen, um schnell auf veränderte Werte reagieren zu können.

Nach der Geburt sinkt der Bedarf an Schilddrüsenhormonen wieder ab. Deswegen ist es kein Problem, wenn Sie am Tag der Geburt oder am Morgen danach die Tablette weglassen. Aber dann sollten Sie die geänderte Dosis regelmäßig nehmen – welche genau, könnten Sie mit Ihrem Schilddrüsenarzt schon beim letzten Termin vor der Geburt klären. Wenn Sie das Baby stillen, brauchen Sie wahrscheinlich mehr Thyroxin als vor der Schwangerschaft. Eine Unterfunktion könnte die Milchbildung beeinträchtigen. Die Hormone gehen aber nicht in die Muttermilch über.

Etwa nach vier Wochen können Sie die ersten aussagekräftigen Schilddrüsenwerte nach der Geburt machen lassen. Es lohnt sich, sich die Zeit für den Termin zu nehmen. Falls Sie sich nicht gut fühlen sollten, können Sie auch schon früher zur Blutentnahme gehen, um ein ungefähres Bild der hormonellen Lage zu bekommen. Auch in den folgenden Monaten sollten Sie die Laborwerte häufig kontrollieren lassen, bis Sie eine stabile Dosis gefunden haben. Nach dem Abstillen ist ebenfalls eine Kontrolle sinnvoll.

Auch bei den weiblichen Hormonen ändert sich nach der Geburt einiges. Das kann anscheinend Auswirkungen auf das Immunsystem und die Schilddrüse haben: Im Fall einer früheren Basedow-Erkrankung ist im ersten halben Jahr nach der Schwangerschaft die Rückfallgefahr erhöht, entsprechend könnte bei Hashimoto ein Krankheitsschub auftreten und die Hormondosierung womöglich wieder durcheinander bringen. Bei bisher gesunden Frauen, die eine Veranlagung zu Autoimmunerkrankungen der Schilddrüse haben, könnte nach einer Geburt erstmals Hashimoto oder Basedow ausbrechen.

Eine postpartale Thyreoiditis wäre ebenfalls möglich, das betrifft ungefähr fünf bis zehn Prozent der Gebärenden. Wenn schon vorher Schilddrüsen-Antikörper vorhanden waren, ist das Risiko deutlich höher. Auch diese Postpartum-Thyreoiditis kann mit einer Überfunktion beginnen. Wenn sich im weiteren Verlauf eine Unterfunktion anbahnt, kann genauso mit Thyroxin behandelt werden wie bei einer Hashimoto-Thyreoiditis. Die postpartale Thyreoiditis kann aber auch wieder ausheilen – Laborwerte und Befinden zeigen gegebenenfalls, wie sich die Sache entwickelt. Wenn es Ihnen nicht gut geht und die Schilddrüsenwerte nicht optimal sind, sollten Sie aber nicht auf Thyroxin verzichten und sich auf eine mögliche Heilung versteifen: Schilddrüsenhormone können ausgeschlichen werden, falls die Schilddrüse eines Tages tatsächlich wieder gesund wird.

Hashimoto bei Kindern

Neugeborene haben häufig Schilddrüsen-Antikörper im Blut, wenn die Mutter Hashimoto-Thyreoiditis hat. Das bedeutet aber nicht, dass Hashimoto auf das Baby übertragen wurde und das Kleine selbst erkrankt wäre. Die im Mutterleib übernommenen Antikörper bauen sich mit der Zeit ab und sind für das Kind ungefährlich. Neugeborene werden aber routinemäßig auf eine Unterfunktion getestet, weil ab und zu angeborene Formen vorkommen, die nichts mit Hashimoto zu tun haben. Die betroffenen Babys fallen oft schon durch ein hohes Geburtsgewicht oder eine verlängerte Dauer der Schwangerschaft auf.

Ansonsten könnte ein Kind die Veranlagung zu Hashimoto und Basedow von der Mutter oder vom betroffenen Vater geerbt haben und im Lauf des Lebens selbst daran erkranken. Das muss zwar nicht passieren, allerdings kommt es nicht selten vor. Hashimoto kann schon bei Kleinkindern auftreten, und etliche Mütter mit Hashimoto haben sogar mehrere erkrankte Kinder. Wenn das Kind viel Schlaf braucht und trotzdem müde ist, sich schlechter konzentrieren kann als früher, nur langsam wächst oder andere Auffälligkeiten zeigt, sollten Sie nicht zuletzt an die Schilddrüse denken. Besonders häufig betroffen sind Kinder mit dem Down-Syndrom.

Auch eine Überfunktion aufgrund einer Hashitoxikose oder eines Morbus Basedow ist bei Kindern möglich. Basedow ist aber bei den Kleinen deutlich seltener und tritt erst ab der Pubertät öfter auf. Eine Überfunktion wird aufgrund des dabei erniedrigten TSH-Wertes leichter erkannt als eine Hashimoto-Thyreoiditis mit halbwegs normalen Werten und wird von Ärzten auch eher ernst genommen. Wenn es wegen Basedow sein muss, können auch Kinder mit Schilddrüsenhemmern behandelt werden.

Falls es in Ihrer Gegend keine Kinder-Endokrinologen gibt, könnten Sie Ihr Kind Ihrem eigenen Schilddrüsenspezialisten vorstellen: Er kennt sich wahrscheinlich besser aus als viele Kinderärzte, die für alle denkbaren Krankheiten zuständig sind und in Sachen Schilddrüse womöglich nur an Jod denken. Den allgemeinen Kinderarzt um eine Bestimmung der Schilddrüsenwerte zu bitten, kann natürlich nicht schaden. Fragen Sie am besten von sich aus nach den freien Hormonwerten und den wichtigsten Antikörpern (AK-TPO, bei Verdacht auf Überfunktion auch TRAK), damit das Kind nicht mehrfach mit einer Blutentnahme geplagt werden muss. Der TSH-Wert allein reicht ja nicht unbedingt aus.

Bei Kleinkindern gelten höhere Referenzbereiche für den TSH-Wert. Ab dem Schulalter verwenden manche Spezialisten dieselben Referenzbereiche, die aktuell auch für Erwachsene gelten. Erweiterte Kinder-Normbereiche bis ins Jugendalter anzuwenden, kann dazu führen, dass eine Unterfunktion erst spät erkannt und die Behandlung verschleppt wird. Hinzu kommt, dass nicht alle Kinder und Jugendlichen mit Hashimoto-Thyreoiditis erhöhte Schilddrüsen-Antikörper aufweisen, sodass es nicht immer leicht ist, eine eindeutige Diagnose zu bekommen. Wenn Sie den Eindruck haben, dass etwas nicht stimmt, sollten Sie an der Sache dran bleiben! Lassen Sie sich nicht als überbesorgte und neurotische Eltern abstempeln. Viele Mütter und Väter spüren es tatsächlich, wenn sich ihr Kind nachteilig verändert.

Kinder mit einer Tendenz zur Unterfunktion können ähnliche Symptome haben wie erkrankte Erwachsene. Oft sind es sehr brave und stille Kinder, manche reagieren schnell weinerlich. Doch einige Kinder mit Hashimoto wirken eher überdreht bis hyperaktiv, was manche Eltern, Erzieher und Lehrer an das Aufmerksamkeitsdefizit- und Hyperaktivitätssyndrom (ADHS) denken lässt. Kinder- und Jugendpsychiater, die auf ADHS spezialisiert sind, denken leider zu selten an die Schilddrüse und stellen möglicherweise die falsche Diagnose. Die Hashimoto-Thyreoiditis gilt bei vielen Ärzten immer noch als Krankheit, die vor allem Frauen in den Wechseljahren betrifft und in anderen Teilen der Bevölkerung sehr selten ist. Doch das ist heute nicht mehr der Fall.

Damit soll nicht bestritten werden, dass es ADHS tatsächlich gibt, sondern darauf hingewiesen werden, dass eine Differenzialdiagnose sehr wichtig ist – eine Hashimoto-Thyreoiditis ist nun mal kein ADHS und auch keine andere psychische Störung. Es ist übrigens denkbar, dass eine Unterversorgung mit Schilddrüsenhormonen in der Schwangerschaft begünstigt, dass das Kind tatsächlich leichte neurologische Auffälligkeiten entwickelt. Die Ursachen eines ADHS sind noch nicht genau bekannt, es ist auch möglich, dass mehrere Dinge zusammen treffen. Bei Kindern mit ADHS-ähnlichen Symptomen sollte man außerdem an einige Mängel denken, besonders an Zink und Magnesium.

Ein Kind, das wegen Hashimoto oder einer Unterfunktion Hormontabletten braucht, kann selbstverständlich welche einnehmen. Schilddrüsenhormone sind auch für Kinder unbedenklich, sofern die Dosis ungefähr passt. Die Anpassung der Hormondosis funktioniert im Prinzip genauso wie bei Erwachsenen, allerdings werden wegen des geringeren Körpergewichts meistens niedrigere Dosierungen benötigt.

Falls ein Arzt bei Kindern aus Prinzip gegen eine möglicherweise nötige Hormonbehandlung ist, sollten Sie über einen Arztwechsel nachdenken. Ein gut funktionierender Stoffwechsel ist für die körperliche und geistige Entwicklung des Kindes sehr wichtig. Wer Kindern tatsächlich benötigte Hormone vorenthält, tut ihnen nichts Gutes, selbst wenn es beschützend gemeint sein mag.

Kinder, die Thyroxin einnehmen, sollten dazu angehalten werden, ab dem Schulalter allmählich selbst die Verantwortung für die Einnahme zu tragen. Sofern die Tabletten nicht geteilt werden müssen, können Schulkinder ihre Tablette am Abend selbst für den Morgen parat legen und ein Wasserglas ans Bett stellen. Auch wenn sie dabei noch von Erwachsenen begleitet werden, gewöhnen sie sich mit der Zeit an den täglichen Ablauf. Dann kommen sie besser zurecht, wenn es eines Tages ins Landschulheim geht oder eine Übernachtung bei Freunden ansteht. Kinder mit chronischer Erkrankung können genauso selbständig werden wie andere.

Wenn jemand unter den Geschwistern, Eltern oder Großeltern des Kindes an Hashimoto-Thyreoiditis oder Morbus Basedow erkrankt ist, sollte die Schilddrüse sicherheitshalber nicht mit Jod behandelt werden. Das könnte sonst eine Autoimmunerkrankung der Schilddrüse begünstigen oder eine noch nicht diagnostzierte Hashimoto-Erkrankung verstärken. Auch Wunden sollten besser mit einem Desinfektionsmittel ohne Jod behandelt werden. Bei chemischen Experimenten im Unterricht sollte direkter Kontakt mit Jod vermieden werden. Vorsicht, auch an vielen Grundschulen wird bereits mit Jod experimentiert, um den Stärke-Nachweis zu demonstrieren!

Teil 4: Wo könnte es sonst noch haken?

Cortisolmangel und Erschöpfung

Wenn jemand die benötigten Schilddrüsenhormone sehr schlecht verträgt oder notwendige Dosissteigerungen wegen starker Symptome nur in winzigen Schritten möglich sind, könnte ein Cortisolmangel dahinter stecken. Cortisol ist ein Hormon, das in der Nebennierenrinde produziert wird, unter alltäglichen Bedingungen sind es rund 30 bis 40 mg pro Tag. Die Nebennieren sind kleine Drüsen, die oben auf den Nieren sitzen, sie schütten verschiedene Stresshormone aus. Normalerweise steigt bei Stress die Cortisolausschüttung an.

Eine bekannte, aber recht seltene Krankheit der Nebennieren ist Morbus Addison. Die Erkrankung ist häufig autoimmun bedingt, sie führt zu starkem Cortisolmangel und entsprechend heftigen Symptomen: Schwächegefühl und niedriger Blutdruck, Appetitmangel und Gewichtsverlust sind möglich, im Extremfall eine Addison-Krise mit Übelkeit, Erbrechen oder Schock. Morbus Addison kann auch zusammen mit Hashimoto auftreten, oft kann die Krankheit per Antikörpertest nachgewiesen werden. Dunkle Verfärbungen der Haut können ein Hinweis sein.

Für Erkrankungen der Nebennieren ist ebenfalls die Endokrinologie zuständig. Auch eine Hypophysen-Insuffizienz kann zu Cortisolmangel und weiteren Hormonstörungen führen, denn die Cortisolproduktion wird von der Hirnanhangdrüse (Hypophyse) gesteuert. Dabei spielt das Hormon ACTH (Abkürzung für Adrenocorticotropin) eine ähnliche Rolle wie das TSH für die Schilddrüse: Es regt das Zielorgan zur Hormonproduktion an.

Manche Ärzte nehmen aber jenseits dieser anerkannten Nebennieren-Diagnosen an, dass die Cortisolproduktion durch andauernden Stress und Überlastung, aber auch durch chronische Schmerzen oder eine jahrelang unbehandelte Unterfunktion beeinträchtigt werden könnte. Diese These stammt aus den USA und wird über das Internet und einige populäre Ratgeber verbreitet. Diese Ärzte – auch einige europäische Ärzte mit Privatpraxis – gehen von einer im Prinzip umkehrbaren Erschöpfung der Nebennieren aus und sprechen von Adrenal Fatigue, Hypoadrenie, (latenter) Nebennieren-Unterfunktion oder Nebennierenschwäche. Allerdings hilft diese Sichtweise nicht weiter, falls erschöpfte Menschen niedrige Cortisol- und ACTH-Werte zugleich haben – normalerweise müsste ACTH steigen, wenn die Nebennieren zu wenig Cortisol produzieren. Deshalb weisen andere Mediziner darauf hin, dass nicht die Nebennieren selbst erschöpft sind, sondern der hormonelle Regelkreis gestört ist und sowohl ACTH als auch Cortisol nicht mehr zuverlässig ausgeschüttet werden. ACTH wird aber bei Erschöpften nicht routinemäßig untersucht.

Wie sehen die Symptome aus? Die Störung dieser Hormonachse bringt oft das Gefühl mit sich, dass die Batterien leer sind und alles zu viel wird. Die körperliche und psychische Belastbarkeit sind deutlich vermindert, man fühlt sich ausgelaugt. Der nächtliche Cortisolanstieg bleibt aus, sodass die Betroffenen vor allem morgens an Energiemangel leiden. Ein Morgentief könnte aber auch auf depressive Verstimmungen hinweisen (siehe folgendes Kapitel) oder durch einen Vitamin-D-Mangel begünstigt sein. Im Lauf des Tages kann es zu weiteren Leistungseinbrüchen kommen. Da Cortisol auch den Blutzuckerspiegel stabilisiert, kann ein Mangel daran zur Unterzuckerung (Hypoglycämie) führen, und daraus könnte wiederum Heißhunger auf Süßes entstehen. Eine Unterzuckerung könnte aber auch andere Ursachen haben.

Typisch sind auch Schwindel und niedriger Blutdruck, besonders direkt nach dem Aufstehen aus der horizontalen Lage. Weitere mögliche Symptome sind Kopfschmerzen, Schlafstörungen, erhöhte Schmerzempfindlichkeit, verminderte Konzentration und Merkfähigkeit sowie Kälte- und Hitzeempfindlichkeit. Häufige Infekte der Atemwege, etwa Bronchitis oder Nebenhöhlenentzündung, aber auch Allergien und Asthma, werden von diversen Autoren sowohl als Symptom als auch als Mitverursacher der Nebennierenschwäche genannt. Ein gewisser Zusammenhang besteht jedenfalls darin, dass Cortisol entzündungshemmend wirkt. Einige der Symptome, die als typisch für die Nebennierenschwäche gelten, könnten aber auch von einer Unterfunktion oder einem anderen Problem herrühren.

Die Grenzen zwischen der Nebennnierenschwäche und dem Burnout (engl.: to burn out = ausbrennen), das auf deutsch manchmal Erschöpfungssyndrom oder Erschöpfungsdepression genannt wird, sind fließend und im Einzelfall oft unklar. Burnout bedeutet, dass eine länger andauernde seelische, körperliche und geistige Erschöpfung eintritt, weil die Grenzen der persönlichen Belastbarkeit zu lange überschritten wurden und das Bedürfnis nach Erholung vernachlässigt wurde. Das passiert besonders solchen Menschen, die sich allzu stark engagieren – meistens beruflich, aber auch in der Familie oder im Ehrenamt. Dahinter stehen oft hohe Ideale, die enttäuscht werden, oder große Ansprüche an die eigene Leistung, die aber kaum von anderen honoriert wird.

Burnout ist aber nicht nur eine Krankheit ehrgeiziger Führungskräfte: Auch Menschen, die anderswo über lange Zeit unter hohem Druck arbeiten, zum Beispiel im Callcenter, im Außendienst oder in der Pflege, können an Burnout erkranken. Schlafmangel, Nachtarbeit und Aufputschmittel können die Problematik verstärken, ebenso lang anhaltende private Sorgen, Konflikte und Enttäuschungen. Und schließlich können Arbeitslosigkeit und fehlende Perspektiven fast genauso auslaugen wie ständige berufliche Überforderung.

Ob man das Problem nun Burnout oder Adrenal Fatigue nennt – die Labordiagnostik ist nicht ganz einfach: Auch wenn die Cortisolwerte im Normalbereich liegen, könnte ein individueller Cortisolmangel vorliegen, denn die Normalwerte sind auf die Diagnostik dramatischerer Krankheiten wie Morbus Addison und Morbus Cushing zugeschnitten (bei Addison ist der Cortisolspiegel zu niedrig, bei Cushing zu hoch). Außerdem hängt die Cortisolausschüttung naturgemäß auch von der Tageszeit ab, deshalb kann ein Tagesprofil mit mehreren Blutentnahmen sinnvoll sein. Zuviel Stress und Hektik vor der Blutentnahme könnten den Wert beeinflussen, gehen Sie die Sache also möglichst gelassen an.

Einige Privatärzte, Heilpraktiker und Labors bieten Einzelmessungen und Tagesprofile an, die das freie Cortisol im Speichel untersuchen und hinsichtlich einer Nebennierenschwäche auswerten. Diese Tests reagieren sensibler, aber womöglich störanfälliger als die üblichen Messmethoden, die das Gesamt-Cortisol erfassen. Rechnen Sie nicht unbedingt damit, dass alle Ärzte die Resultate und Bewertungen der Speicheltests anerkennen werden.

Eine Erschöpfung, die mit niedrigen Cortisolwerten und entsprechenden Symptomen einher geht, behandeln einzelne Ärzte ähnlich wie Morbus Addison mit Hydrocortison, das synthetisch hergestellt ist und dem natürlichen Cortisol entspricht. Das Ziel dabei ist nicht die Unterdrückung des Immunsystems wie bei einer hoch dosierten Cortisontherapie, sondern die fehlenden Hormone übergangsweise oder längerfristig zu ersetzen. Allerdings nimmt dadurch die Cortisolproduktion der Nebennieren noch weiter ab, sodass es auf Dauer vielleicht gar nicht mehr ohne diese Medikamente gehen wird. Außerdem könnte Hydrocortison die Produktion von Sexualhormonen hemmen.

Die Behandlung der so genannten Nebennierenschwäche bleibt also ein Experiment, das in manch schwierigen Fällen die Thyroxin-Einnahme erst ermöglicht, aber auch neue Probleme schaffen kann, wenn jemand nicht mehr von der täglichen Dosis Hydrocortison loskommt. Es dürfte ohnehin nicht leicht sein, einen Arzt zu finden, der Hydrocortison oder ein verwandtes Präparat verschreibt, wenn keine allgemein anerkannte Diagnose vorliegt.

Wer ein Medikament als Cortisolersatz einnimmt, sollte sich jedenfalls einen Notfallausweis ausstellen lassen. Außerdem sollten Sie sich vom behandelnden Arzt gut beraten lassen, inwieweit Sie die Dosis bei besonderen Anforderungen anpassen dürfen oder sollen. Da Cortisol die Schilddrüsenhormone beeinflussen könnte, sollten TSH, fT3 und fT4 nach einiger Zeit überprüft werden. Aber auch unabhängig von dieser Behandlung ist es sinnvoll, auf eine stimmige Thyroxindosis zu achten – zu viel oder zu wenig Thyroxin belastet den Körper unnötig und könnte langfristig eine Erschöpfung begünstigen. Hydrocortison wird morgens während des Frühstücks genommen, das reizt den Magen weniger als es nüchtern einzunehmen, und es kommt so dem Thyroxin nicht in die Quere. Üblich ist es, im Lauf des Tages noch weitere, kleinere Dosierungen einzunehmen, um den natürlichen Tagesrhythmus der Cortisol-Ausschüttung nachzuahmen.

Hydrocortison muss aber nicht immer sein. Bei leichteren Formen von Erschöpfung hilft möglicherweise schon eine Auszeit mit mehr Erholung und Entspannung, wie es bei Burnout oft geraten wird. Stressfaktoren sollten beseitigt werden, soweit es möglich ist. Auch Überanstrengungen, zum Beispiel beim exzessiven Sport, verlangen dem Körper viel Cortisol ab. Ausgedehnte Spaziergänge,

Radtouren im Grünen oder Schwimmen und dazu etwas Gymnastik oder Yoga ohne übertriebenen Ehrgeiz sind günstiger als hartes Training bis zur Erschöpfung. Auch die Musikberieselung eines Fitness-Studios kann ein zusätzlicher Stressfaktor sein und bei schnellen Rhythmen das Trainingstempo zu stark antreiben. Moderates Muskelaufbautraining kann dagegen dazu beitragen, sich wieder kräftiger zu fühlen. Es gibt außerdem Kliniken, die sich auf Erschöpfung und Burnout spezialisiert haben. Allerdings ist Burnout für sich allein kein anerkanntes Krankheitsbild, sodass der Aufenthalt wahrscheinlich nicht von einer gesetzlichen Krankenkasse bezahlt wird. Etwas anderes ist es, wenn zusätzlich eine Depression diagnostiziert wird.

Auf Alkohol und Kaffee sollte bei Erschöpfung weitgehend verzichtet werden, zumindest was täglichen Alkoholkonsum oder große Mengen Kaffee betrifft. Ausreichend Schlaf ist bei chronischer Erschöpfung sehr wichtig. Bei depressiven Verstimmungen, die nicht mit Burnout zu tun haben, kann aber Schlaf im Übermaß die Probleme verstärken, und knapp bemessener Schlaf kann sogar die Stimmung aufhellen. Unternehmungen und Beschäftigung wären bei Depressionen ebenfalls besser als übermäßige Ruhe – achten Sie einfach mal darauf, was eher auf Sie zutrifft. Wenn Ihnen dabei etwas auffällt, sollten Sie das Ihren Ärzten mitteilen, falls Sie wegen Burnout oder Depressionen in Behandlung sind.

Manchmal wird proteinreiche Ernährung mit wenig Kohlehydraten empfohlen, die angeblich günstig für die Nebennieren sein soll. Doch auch hierbei sollte man sich nicht zu Extremen hinreißen lassen, da ein Mangel an Kohlehydraten die Umwandlung von T4 in T3 bremsen könnte. Mineralstoffmängel zu behandeln ist ein weiterer Ansatz – Magnesium kann zum Beispiel ein wenig Stress abfangen, auch B-Vitamine und Vitamin C werden manchmal genannt. Vielleicht bieten auch die Pflanzenheilkunde (ab S. 91), die Neuraltherapie oder Aminosäuren einige Chancen. Doch nicht alles, was Ärzte zur körperlichen Therapie des Erschöpfungssyndroms und der angeblichen Nebennierenschwäche empfehlen und anwenden, ist tatsächlich gut untersucht und bewährt. Achten Sie also auch selbst darauf, was Ihnen wirklich hilft.

Vielleicht käme auch eine andere Problematik als Ursache der Erschöpfung in Frage. Mehr dazu lesen Sie in den folgenden Kapiteln.

Depressionen und depressive Verstimmungen

Eine Depression ist eine Gemütserkrankung, früher wurde sie Schwermut genannt. Es fehlt den Betroffenen an Antrieb, Lebensfreude und Zuversicht. Dagegen können sich Unentschlossenheit, Ängste, zwanghaftes Grübeln und Minderwertigkeitsgefühle ausbreiten, manchmal bis zur Verzweiflung. Bei manchen Depressiven wechselt die Stimmung im Tageslauf, auf ein regelmäßiges Morgentief kann eine deutlich bessere Stimmung am Nachmittag und Abend folgen. Auch Schlafstörungen, Appetitmangel und einige weitere unspezifische Beschwerden können hinzukommen.

Weil manche körperliche Krankheit wie die Hashimoto-Thyreoiditis oder das Sjögren-Syndrom depressive Symptome mit sich bringen kann, ist eine Abklärung passender Ursachen sehr wichtig. Es kann aber auch passieren, dass sich die depressiven Symptome durch die Behandlung der körperlichen Krankheit nicht ausreichend bessern. Dann könnte es sein, dass eine depressive Verstimmung oder eine Depression ursprünglich von der Hashimoto-Thyreoiditis und der Unterfunktion verursacht, aber mit der Zeit zu einem eigenständigen Problem geworden ist. Das ist aber nicht der übliche Fall, sehr oft verschwinden die Beschwerden durch eine passende Dosis Thyroxin: Dann handelt es sich genau genommen nicht um eine depressive Erkrankung, sondern um ein Symptom der Unterfunktion. Bei Frauen können auch hormonelle Umstellungen rund um die Wechseljahre eine gewisse Rolle bei depressiven Verstimmungen spielen. Hormonell bedingte Depressionen müssen sich nicht anders anfühlen als Depressionen im engeren Sinn, sie wirken oft genauso echt.

Antidepressiva können bei Hashimoto zusätzlich zu den Schilddrüsenhormonen genommen werden, vor allem wenn sich herausstellt, dass die Hormone die depressiven Symptome nicht wesentlich bessern. In der Einstellungszeit mit Thyroxin lohnt sich so ein Versuch aber nicht unbedingt: Auch Antidepressiva brauchen einige Wochen, bis sie wirken, und manchmal müssen mehrere Präparate versucht werden, bis ein passendes gefunden ist. Doch wer ohnehin einige Monate Zeit einkalkuliert, könnte vielleicht auch schon mit Thyroxin ein besseres Befinden erreichen. Außerdem können die Medikamentenwirkungen einfacher beurteilt werden, wenn nur ein einziges neues Medikament genommen wird. Wenn zwei Behandlungen parallel begonnen werden, die sich beide auf die Psyche auswirken können, ist das schwieriger.

Die Entscheidung für oder gegen ein Antidepressivum will gut überlegt sein, auch wenn Antidepressiva nicht abhängig machen und wieder ausgeschlichen werden können. Manche Psychopharmaka können außerdem die Schilddrüsenwerte beeinflussen, speziell Lithium sollte bei Schilddrüsenerkrankungen möglichst nicht genommen werden. Bei schweren Depressionen kommt man aber nicht ganz um Psychopharmaka herum – in diesem Fall wäre vielleicht sogar ein Aufenthalt in einer auf Depressionen spezialisierten Klinik sinnvoll, bis die schlimmste Phase überwunden ist.

Antidepressiva und sonstige Psychopharmaka können von Ärzten verschrieben werden. Meistens tun das Psychiater, aber auch Allgemeinmediziner und viele andere Ärzte können ein Rezept ausstellen. Psychiater haben am meisten Erfahrung damit und sollten die Wirkungen eines Medikaments am besten einschätzen können. Manche Privatärzte bieten zusätzlich Messungen des Serotoninwertes an, deren Bedeutung aber fragwürdig ist.

Psychologische Psychotherapeuten verordnen generell keine Medikamente, sondern bieten Psychotherapien an. Daneben haben aber auch manche Ärzte eine psychotherapeutische Ausbildung absolviert. Es gibt verschiedene therapeutische Richtungen und Methoden, von denen nur einige von den Krankenkassen anerkannt werden. Darüber können Sie sich direkt bei Ihrer Kasse informieren und erfahren so den neuesten Stand. Leider haben erfahrene, fähige Therapeuten mit Kassenzulassung oft lange Wartezeiten auf einen freien Therapieplatz. Unter bestimmten Voraussetzungen übernehmen die Kassen in Deutschland aber die Kosten für fachlich anerkannte Therapeuten, die privat abrechnen.

Die kognitive Verhaltenstherapie zählt zu den etablierten und relativ gut erforschten Verfahren. Sie leitet die Klienten an, besser mit sich selbst, ihrer Krankheit und den Herausforderungen des Lebens umzugehen, also die eigenen Gewohnheiten oder die persönliche Einstellung zu verändern. Möglicherweise genügt schon eine Kurztherapie, um beispielsweise mit Ängsten oder Panik eher fertig zu werden. Eine tiefenpsychologische Therapie versucht dagegen, Ursachen von Problemen auf den Grund zu gehen, die zum Beispiel in der Kindheit liegen. Die Deutung unbewusster Konflikte kann aber leicht ins Spekulative gehen – auch Psychotherapeuten können nicht wirklich in einen Menschen hineinsehen. Die Tiefenpsychologie beruht auf der psychoanalytischen Lehre. Eine klassische Psychoanalyse bringt mehrere Sitzungen pro Woche mit sich und es ist fraglich, ob sich der erhöhte Aufwand lohnt.

Welche Methode Sie auch wählen: Die körperliche Krankheit und die Symptome der Schilddrüse sollten nicht unnötig psychologisiert werden. Eine Autoimmunerkrankung bedeutet beispielsweise nicht, dass Sie an unbewusster Selbstzerstörung leiden oder die Krankheit für irgendetwas brauchen – wie heißt es so schön: Die beste Krankheit taugt nichts. Es ist wichtig, dass der Therapeut die körperliche Erkrankung grundsätzlich ernst nimmt, auch wenn er nicht alle Details kennen muss.

Der Nutzen einer Psychotherapie ist vorab kaum einzuschätzen – sie kann in manchem Fall nützen, in anderen Fällen nicht viel ändern und gelegentlich sogar schaden. Eine große Rolle spielt der persönliche Draht zum Therapeuten und dessen Erfahrung. Es kommt außerdem nicht selten vor, dass sich manches psychische Problem ohne psychotherapeutische Begleitung wieder bessert. So ist es am Ende schwer einzuschätzen, ob es tatsächlich die absolvierte Therapie war, die einem Menschen geholfen hat, oder nicht doch seine eigene seelische Regenerationskraft und irgendwelche Wendungen des Lebens.

Unabhängig von psychischen Erkrankungen leiden viele Menschen in Mitteleuropa zwischen November und Februar an leichten saisonalen Depressionen: Sie spüren in den kalten, dunklen Monaten eine gedrückte Stimmung und einen Mangel an Energie. Das Schlafbedürfnis kann erhöht sein, ebenso der Appetit auf Kohlehydrate. Bei der so genannten Winterdepression kann es helfen, jeden Tag einen ausgedehnten Spaziergang zu machen – am besten um die Mittagszeit, um möglichst viel Licht zu tanken. Die natürliche Lichtquelle ist so mancher Tageslichtlampe nicht nur bei strahlend blauem Himmel überlegen. Hinzu kommt, dass auch die Bewegung im Freien die Stimmung etwas aufhellen kann. Tageslicht und Bewegung wären ebenso bei depressiven Verstimmungen anderer Art vorteilhaft.

Sexualhormone bei Frauen

Wenn sich Zyklusprobleme einer Hashimoto-Patientin trotz einer ungefähr passenden Thyroxindosis auch nach Monaten nicht bessern, sollten weitere hormonelle Ursachen in Betracht gezogen werden. Die Sexualhormone prägen den Zyklus und sind wichtig für die Fruchtbarkeit, aber auch für das Wohlbefinden und die Knochendichte.

Eierstöcke produzieren in erster Linie weibliche Hormone, und zwar Östrogene und Progesteron. Von den Östrogenen sind dreierlei bekannt: Estron, Estradiol und Estriol. Es gibt auch eine Autoimmunerkrankung der Eierstöcke, die aber sehr selten ist. Andere Hormonprobleme kommen häufiger vor. Beim PCO-Syndrom (Polyzystisches Ovarialsyndrom, kurz PCOS) bilden die Eierstöcke zu viele männliche Hormone. Das kann nicht nur die Fruchtbarkeit einschränken, sondern auch eine männlich anmutende Körperbehaarung und Haarausfall mit sich bringen. Auch eine Insulinresistenz (siehe S. 86) kann damit einhergehen.

Wenn es auf die Wechseljahre zugeht, nimmt die Hormonproduktion der Eierstöcke allmählich ab. Das ist zwar ganz natürlich, kann aber einige Beschwerden mit sich bringen. Die ersten hormonellen Veränderungen können schon vor dem 40. Geburtstag auftreten, wenn die meisten Frauen noch gar nicht an die Wechseljahre denken. Die Periode ist noch vorhanden, aber Zyklen ohne Eisprung (anovulatorische Zyklen) werden häufiger. Wenn Sie herausfinden möchten, ob ein Eisprung stattfindet, könnten Sie den Zyklus beobachten, indem Sie die morgendliche Körpertemperatur messen. Dafür brauchen Sie ein genaues Fieberthermometer oder einen Messcomputer. Frauen, die auf natürliche Verhütung setzen und dabei sicher gehen möchten, achten auch noch auf andere körperliche Anzeichen.

Besonders in Zyklen ohne Eisprung kommt es zu Progesteronmangel, der eine relative Dominanz des Östrogens bedeutet, und dieses Ungleichgewicht kann Beschwerden auslösen. Bei Frauen mit höherem Körperfettanteil ist die Östrogendominanz häufiger als bei schlanken Frauen. Zu den typischen Symptomen zählen

Zyklusstörungen, oft ist der Zyklus verkürzt und die Blutung zu stark. Bei manchen Frauen entwickeln sich Myome in der Gebärmutter.

Aber auch Reizbarkeit, Stimmungsschwankungen, Kopfschmerzen, Wassereinlagerungen im Gewebe (Ödeme) und einige weitere Beschwerden sind bei einer Östrogendominanz möglich. Die Probleme treten vor allem in der zweiten Zyklushälfte auf. Hier finden sich viele Übereinstimmungen mit dem prämenstruellen Syndrom (PMS), das auch schon in jüngeren Jahren vorkommen kann. Irgendwann in den Vierzigern machen sich bei den meisten Frauen sinkende Östrogenwerte dadurch bemerkbar, dass die Periode schwächer wird und manchmal verzögert eintritt – die Menopause rückt näher.

Für Laboruntersuchungen sind Endokrinologen und Gynäkologen zuständig. Manchmal sind sie bereit, das Follikel-stimulierende Hormon (FSH) zu messen. Dieses Steuerhormon wird vermehrt ausgeschüttet, wenn kein Eisprung stattgefunden hat. Doch ein einziger Test sagt wenig über das Stadium des eventuellen Wechsels aus. Zusätzlich oder stattdessen könnten auch die eigentlichen Sexualhormone gemessen werden, und zwar im Serum (gebundene oder freie Hormone) oder im Speichel (freie Hormone). Je nach Anlass der Untersuchung sollte die Probe in einer bestimmten Zyklusphase genommen werden.

Progesteronmangel, Östrogendominanz und PMS-Beschwerden können mit Progesteron behandelt werden – oft sind die Symptome so eindeutig, dass Laborwerte gar nicht nötig sind. Das naturidentische Hormon kann als Gel ärztlich verschrieben werden, es ist in erster Linie dafür gedacht, es bei Spannungsgefühlen auf die Brüste aufzutragen. Da es niedrig dosiert ist, kann es sehr vorsichtig und flexibel angewandt werden. Wer höhere Dosierungen braucht, kann sich Kapseln verschreiben lassen, die zum Einnehmen gedacht sind, sich aber auch für die vaginale Anwendung eignen. Außerdem wäre es möglich, eine Progesteroncreme auf Privatrezept anrühren zu lassen. Gynäkologen verschreiben meistens Gestagene in Tablettenform, die nicht naturidentisch gebaut sind.

Durch Progesteron sollten die Beschwerden der Östrogendominanz zurück gehen, manche Anwenderinnen schlafen damit sogar deutlich besser. Andererseits kann sich eine leichte Überdosierung dieses Hormons wie eine schwache Überfunktion der

Schilddrüse anfühlen. Das Krebsrisiko wird durch Progesteron nicht erhöht, eher kann das Gegenteil angenommen werden: Eine länger bestehende Östrogendominanz ist nämlich ein Risikofaktor für Brustkrebs. Progesteron kann im Prinzip auch nach den Wechseljahren angewandt werden. Für Hashimoto-Patientinnen ist interessant, dass Progesteron das Autoimmungeschehen dämpfen kann – auch bei äußerlicher Anwendung.

Manche Frauen brauchen auch Estriol: Dieses Östrogen wird vor allem gegen vaginale Trockenheit eingesetzt, üblicherweise lokal als Zäpfchen oder Vaginalcreme. Wenn es im Bereich der Harnröhre oder der Vagina juckt oder brennt und keine behandlungsbedürftige Infektion dahinter steckt, kann Estriol oft helfen und nebenbei den PH-Wert normalisieren. Estriol kann auch bei Blasenproblemen versucht werden, die bei Frauen mit dem Alter häufiger werden. Estriol wirkt milder als Estradiol und ist deshalb unkomplizierter in der Anwendung. Neuerdings wird Estriol sogar kosmetisch eingesetzt, weil es in der Haut den Aufbau von Kollagen fördert.

In den Jahren rund um die letzte Blutung können besonders die Hormonschwankungen teils heftige Beschwerden auslösen: Hitzewallungen und Schweißausbrüche gelten als typische Zeichen der Wechseljahre, treten aber erst in einer späten Phase auf. Gegen die Symptome hat die Medizin lange auf eine Hormonersatztherapie mit patentierten Hormontabletten gesetzt. Die Behandlung bringt aber bei längerer Anwendung diverse Risiken mit sich, das betrifft vor allem Thrombosen sowie Krebserkrankungen der Brust und der Gebärmutterschleimhaut. Deshalb werden derartige Präparate heutzutage nicht mehr zeitlich unbefristet eingesetzt. Aber auch bei äußerlich angewandten Hormonen sollten Sie bedenken, dass Östrogene nicht auf die Brüste aufgetragen werden dürfen.

Falls Progesteron und Estriol in den Wechseljahren nicht ausreichen, um die Behandlungsziele zu erreichen, könnte auch Estradiol in naturidentischer Form und transdermal angewandt werden. Eine parallele Behandlung mit Progesteron ist sinnvoll, damit die weiblichen Hormone untereinander im Gleichgewicht sind. Hormonbehandlungen müssen aber nicht immer sein: Manchen Frauen helfen schon regelmäßiger Sport und gesunde Ernährung besser durch die Wechseljahre. Und bei manchen Problemen kann die Pflanzenheilkunde wirksame Unterstützung bieten.

Eine Behandlung mit Sexualhormonen, auch die äußerliche Anwendung, könnte den Thyroxinbedarf verändern. Deshalb sollten Sie das Befinden beobachten und nach einiger Zeit die Schilddrüsenwerte untersuchen lassen, vielleicht sollte die Medikamentendosis angepasst werden. Auch die Wechseljahre selbst können sich auf die benötigte Dosis auswirken. Ein gesunkener Östrogenspiegel entspricht tendenziell einem geringeren Thyroxinbedarf. Und wer die Anti-Baby-Pille absetzt, muss wahrscheinlich bald die Schilddrüsenhormone reduzieren.

Die Hormonspirale ist übrigens unter unzufriedenen Anwenderinnen dafür bekannt, dass sie ganz ähnliche Symptome wie eine Hashimoto-Thyreoiditis mit sich bringen kann. Dann hilft wohl nur, die Spirale ziehen zu lassen und zu hoffen, dass die Beschwerden wieder verschwinden. Manche Gynäkologen unterschätzen anscheinend die körperlichen und psychischen Nebenwirkungen, die mit dieser relativ neuen und für die Ärzte sehr lukrativen Verhütungsmethode einher gehen können. Auch die Anti-Baby-Pille wird nicht immer gut vertragen, und so steigt manche Hashimoto-Patientin bei Bedarf auf nicht-hormonelle Verhütung um. Wer sich dazu beraten lassen möchte, kann sich zum Beispiel an Pro Familia oder an ein Frauengesundheitszentrum wenden (siehe S. 125).

Ratgeber Östrogen-Dominanz:
www.oestrogen-dominanz.de
Diskussionsforum zur Hormonspirale:
www.hormonspirale-forum.de
Forum für natürliche Verhütung und Familienplanung:
www.nfp-forum.de

Sexualhormone bei Männern

Auch bei Männern kann es vorkommen, dass zu wenig Sexualhormone produziert werden. Wenn nötig, kann das beim Andrologen oder Endokrinologen genauer abgeklärt werden. Das wichtigste Hormon ist hier das Testosteron, das in den Hoden hergestellt wird. Ein Mangel kann allerhand Symptome mit sich bringen:

Verminderte Spermienzahl, Rückgang der Libido und der Erektionen, Abnahme der Körperbehaarung, Verminderung der Muskelmasse und Knochendichte, leichte Anämie sowie eher unspezifische psychische Veränderungen.

Die Testosteron-Ausschüttung hängt von der Tageszeit ab, deshalb wird die Blutprobe üblicherweise morgens abgenommen. Die Testosteron-Produktion könnte durch eine Schilddrüsenunterfunktion vermindert sein, in diesem Fall sollte sich die Sache durch Thyroxin wieder normalisieren. Es kommen aber auch andere Gründe in Frage, zum Beispiel Alkoholismus, Diabetes oder Störungen der Hirnanhangdrüse (Hypophyse) – auch Sexualhormone werden von hier aus gesteuert. Dass ältere Männer einen niedrigeren Testosteronspiegel haben als jüngere, ist übrigens ganz normal. Das wird auch bei der Auswertung der Laborwerte berücksichtigt. Es könnte aber bei einer Osteoporose sinnvoll sein, Testosteron zu ersetzen. Außerdem kann ein Mangel an Vitamin D (siehe S. 119) den Testosteronwert ein wenig senken.

Östrogene und Progesteron kommen im männlichen Körper ebenfalls vor, allerdings in deutlich geringeren Mengen als bei Frauen. Schadstoffe aus der Umwelt, die ähnlich wie Östrogene wirken (Xenoöstrogene), können aber einiges durcheinander bringen und sogar die Fruchtbarkeit beeinträchtigen. Die Zeugungsfähigkeit kann per Spermiogramm überprüft werden.

Chronic Fatigue Syndrome (CFS)

Unter Chronic Fatigue versteht die Medizin eine tiefe Erschöpfung unbekannter Ursache, die mindestens ein halbes Jahr anhält. Eine deutsche Bezeichnung dafür lautet chronisches Erschöpfungssyndrom. Im Jahr 1988 wurde das CFS als eigenständige Krankheit definiert, diverse Diagnosekriterien kamen hinzu. Die Leistungsfähigkeit ist mindestens zur Hälfte vermindert.

Früher wurden manchmal psychosomatische Ursachen unterstellt. Mittlerweile werden internistische Ursachen angenommen, besonders Infektionen mit manchen Viren sind verdächtig. Typisch für das CFS ist jedenfalls, dass die Krankheit plötzlich beginnt: Die meisten Betroffenen erinnern sich gut daran, wann sie ausbrach, oft von einem Infekt begleitet. Seit kurzem gibt es sogar Hinweise, dass das CFS eine eigenständige Autoimmunerkrankung sein könnte. Spontane Rückbildungen sind beim CFS möglich, es kommen aber auch sehr schwere Verläufe vor.

Die Symptome sind vielfältig: Das Schlafbedürfnis ist erhöht, der Schlaf wirkt aber nicht erholsam. Normale Belastungen erschöpfen länger und stärker als früher. Typisch sind auch Kopfschmerzen, Gelenk- und Muskelschmerzen, empfindliche Lymphknoten unter den Achseln und am Hals sowie Konzentrations- und Merkstörungen, vor allem was das Kurzzeitgedächtnis betrifft. Andere Krankheiten, die ähnliche Symptome mit sich bringen können, sollten möglichst ausgeschlossen werden. Wenn eine andere Krankheit für die verminderte Belastbarkeit und weitere Beschwerden verantwortlich ist, zum Beispiel Hashimoto-Thyreoiditis, Multiple Sklerose, Fibromyalgie oder Schlaf-Apnoe, spricht man nicht von einem CFS. Dagegen ist der Begriff der „Fatigue“ auch in anderen Zusammenhängen gebräuchlich.

CFS aktuell: www.cfs-aktuell.de
Bundesverband Fatigatio e.V.: www.fatigatio.de
Dreams at Stake – Onlinetagebuch einer Betroffenen: www.dreamsatstake.com

Weitere Autoimmunerkrankungen

Autoimmunerkrankungen kommen nicht selten zu mehreren vor, rund ein Viertel der Hashimoto-Betroffenen hat vermutlich noch eine weitere. Wenn Sie eine Hashimoto-Diagnose haben, ist es zwar nicht nötig, sich auf alle denkbaren Autoimmunerkrankungen untersuchen zu lassen. Falls Sie aber Beschwerden haben, die auf weitere Krankheiten hinweisen könnten, ist es sinnvoll, sich zum passenden Spezialisten überweisen zu lassen und den Dingen auf den Grund zu gehen.

Auch manche Laborbefunde können erste Hinweise auf eine weitere Erkrankung liefern. Antinukleäre Antikörper (ANA) können bei einer Autoimmunerkrankung der Schilddrüse leicht erhöht sein. Stark auffällige ANA weisen eher auf eine weitere Autoimmunerkrankung hin, können aber auch bei einigen anderen Krankheiten vorkommen. Wenn das C-reaktive Protein (CRP) erhöht ist, sollte das ebenfalls abgeklärt werden.

Bei Gelenkschmerzen oder Verdacht auf eine rheumatische Krankheit ist die internistische (nicht die orthopädische) Rheumatologie die richtige Anlaufstelle. Das gilt auch für die Kollagenosen, zu denen unter anderem die Krankheiten Lupus und Sjögren-Syndrom zählen. Lupus erythematodes kann etliche Systeme des Körpers betreffen und vielfältige Beschwerden mit sich bringen. Das gilt tendenziell auch für das Sjögren-Syndrom, das aber meistens milder verläuft als Lupus und typischerweise die Speichel- und Tränendrüsen sowie alle möglichen Schleimhäute betrifft. Auch Müdigkeit und depressive Verstimmungen können durch ein Sjögren-Syndrom begünstigt werden.

Für die Weißfleckenkrankheit (Vitiligo) und den kreisrunden Haarausfall sind Hautärzte zuständig. Diabetes mellitus und Morbus Addison können gegebenenfalls beim Endokrinologen diagnostiziert und mitbehandelt werden. Dort können möglicherweise auch einige Antikörper getestet werden, die für andere Autoimmunerkrankungen typisch sind, zum Beispiel für die Autoimmungastritis: Diese Magenkrankheit beeinträchtigt die Aufnahme des Vitamins B12, was unbehandelt allerhand Symptome nach sich zieht (siehe S. 118).

Auch ein erster Bluttest in Richtung Zöliakie (Sprue) ist sinnvoll: Gliadin-Antikörper zeigen an, ob Sie eine Veranlagung dazu haben. Manche Zöliakie-Experten raten generell, Menschen mit einer Autoimmunerkrankung der Schilddrüse auch auf eine Zöliakie zu untersuchen. Bei dieser Autoimmunerkrankung löst Gluten, das zum Beispiel im Weizen enthalten ist, eine Entzündung im Dünndarm aus. Die Betroffenen müssen sehr sorgfältig auf ihre Ernährung achten, um gesundheitliche Schäden zu vermeiden.

Wenn bereits chronische Bauchschmerzen, häufige Durchfälle, schleimig-blutiger Stuhl oder andere Verdauungsbeschwerden auftreten, ist eine Praxis für Gastroenterologie die richtige Anlaufstelle. Dort können mittels Magen- oder Darmspiegelung eine Autoimmungastritis, eine Zöliakie sowie chronisch-entzündliche Darmerkrankungen (Colitis ulcerosa und Morbus Crohn) näher abgeklärt werden. Bitte bedenken Sie aber, dass bei einer Magen-

Darm-Spiegelung nicht automatisch alles untersucht wird, was dabei möglich wäre, sondern je nach Verdacht gezielt Gewebeproben entnommen werden. Das sollte in einer Vorbesprechung beim Facharzt geklärt werden oder zumindest auf der Überweisung eindeutig vermerkt sein.

Zu den Autoimmunerkrankungen zählen noch einige andere, teils seltene Krankheiten. Es ist denkbar, dass in Zukunft noch für weitere Krankheiten und Beschwerden eine autoimmune Ursache gefunden wird. Im Prinzip könnte jedes Organsystem von einer Autoimmunerkrankung befallen werden.

Deutsche Gesellschaft für Autoimmun-Erkrankungen e.V.:
www.autoimmun.org

Andere Verdauungsbeschwerden

Bei Verdauungsbeschwerden sollte auch an Nahrungsmittel-Unverträglichkeiten gedacht werden, da diese leider sehr häufig vorkommen: Viele Menschen vertragen keinen Milchzucker (Laktose) oder Fruchtzucker (Fruktose). Möglicherweise wird das Problem durch eine Unterfunktion, einen Cortisolmangel oder die Wechseljahre begünstigt. Wer sich untersuchen lassen möchte, kann das in einer Praxis oder Ambulanz für Gastroenterologie tun: Dort trinken Sie eine wässrige Lösung mit Milchzucker oder Fruchtzucker, danach wird der Wasserstoff-Gehalt ihres Atems in regelmäßigen Abständen gemessen (H2-Atemtest).

Auch eine Histamin-Intoleranz kann vorkommen. Erste Hinweise auf eine Nahrungsmittel-Unverträglichkeit bekommen Sie, wenn Sie beobachten, auf welche Lebensmittel Sie möglicherweise mit Beschwerden reagieren und sich Notizen machen – das hat nichts mit Hypochondrie zu tun. Auch allergische Reaktionen sind als Ursache denkbar, kommen aber seltener vor als Intoleranzen. Für Nahrungsmittel-Allergien sowie Kreuzallergien wäre die Allergologie zuständig.

Einige Hashimoto-Patienten berichten, dass sie von glutenfreier Ernährung profitieren, obwohl sie gar keine Zöliakie (Sprue) oder Weizenallergie haben. Dieses Experiment ist aber relativ aufwändig und lohnt sich nur für diejenigen, die tatsächlich empfindlich auf Gluten reagieren. Es auszuprobieren kann nicht schaden, wenn die Ernährung ansonsten ausgewogen ist, einen direkten Nutzen für die Hashimoto-Erkrankung hat der Verzicht aber nicht. Außerdem könnte eine glutenfreie Ernährung manchen Patienten helfen, bei denen ein Reizdarm vermutet wird.

Von einem Reizdarmsyndrom (Colon irritable) sollte übrigens erst ausgegangen werden, wenn andere verdächtige Ursachen der Beschwerden möglichst ausgeschlossen wurden. Bei manchen Frauen sollte je nach Beschwerdebild auch an eine Endometriose, eine Eierstockzyste oder einen Eierstocktumor gedacht werden. Aber auch ein tatsächlicher Reizdarm ist aus heutiger Sicht keine rein psychosomatische Erkrankung, sondern mit der Neurodermitis und den Allergien verwandt. Falls Sie das näher interessiert: Nach jüngsten Forschungen lassen sich in der Darmschleimhaut Mikroentzündungen finden, die das Nervensystem im Darm sensibilisieren oder reizen. Ein Reizdarm kann auch im Rahmen eines Fibromyalgie-Syndroms (siehe S. 87) auftreten.

Recht typisch für das Reizdarmsyndrom ist, dass Durchfall und Verstopfung im Wechsel auftreten, was aber nicht zwingend der Fall sein muss. Die Stuhlkonsistenz kann normal, überwiegend sehr fest oder zu weich sein. Weitere mögliche Symptome sind häufiger Stuhlgang, schleimige Stühle, Blähungen, Schmerzen und Krämpfe – welche Beschwerden vorwiegend auftreten, ist unterschiedlich. Manchmal wird der Reizdarm in den Durchfalltyp, den Verstopfungstyp und den Schmerztyp eingeteilt, Kombinationen sind dabei möglich. Nachts und am frühen Morgen haben die meisten Reizdarm-Betroffenen ihre Ruhe vor den Symptomen, im Lauf des Tages nehmen sie zu, und Stress verschlimmert die Beschwerden oft. Um sie zu lindern, können Medikamente eingesetzt werden, zum Beispiel krampflösende Mittel. Auch Flohsamenschalen (siehe S. 96) können manchmal helfen.

> Community zu Nahrungsmittel-Unverträglichkeiten:
> www.libase.de
> Leben mit dem Reizdarmsyndrom. Erfahrungen und Forum:
> www.rds-forum.de

Gewichtszunahme und Insulinresistenz

Viele Menschen haben in der Unterfunktion deutlich an Gewicht zugenommen. Die meisten von ihnen möchten nach der Diagnose diese krankheitsbedingten Extra-Kilos wieder loswerden. Manchen gelingt das mit einer passenden Hormondosis und ausgewogenen Ernährung nach und nach, andere tun sich schwerer. Wie auch immer Ihre Situation ist: Lassen Sie sich nicht vom gängigen Schlankheitsideal oder von gesünderen Menschen unter Druck setzen, die Ihre Situation gar nicht beurteilen können. Besser ist es, sich im Internet oder einer Selbsthilfegruppe mit anderen Menschen auszutauschen, die in einer vergleichbaren Lage sind. Sportliches Training wirkt sich zwar nicht immer direkt auf das Gewicht aus, hilft aber vielen, sich wieder fitter und beweglicher zu fühlen. Außerdem verbrennen Muskeln auch im Ruhezustand Energie.

Komplizierter kann es werden, wenn eine Insulinresistenz im Spiel ist. Insulin ist ein Hormon, das dafür sorgt, dass Zucker (Glukose) in den Zellen ankommt und so den Blutzuckerspiegel senkt. Glukose wird vor allem von der Muskulatur benötigt. Bei einer Insulinresistenz kann die Bauchspeicheldrüse zwar noch genug Insulin produzieren, aber die Zellen reagieren nicht mehr ausreichend darauf. Deshalb schüttet die Bauchspeicheldrüse noch mehr Insulin aus, sodass der Blutzucker doch noch in die Zellen gelangen kann. Das kann zu Blutzuckerschwankungen und Heißhunger führen. Außerdem erschwert die Insulinresistenz den Abbau des Körperfetts und lässt das Gewicht noch weiter ansteigen. Aber auch bei schlanken Menschen kommt eine Insulinresistenz ab und zu vor. Die Ursachen sind noch nicht vollständig geklärt, die erbliche Veranlagung spielt jedenfalls eine Rolle. Inwieweit eine Gewichtszunahme unter dem Strich der Gesundheit schadet, ist in mancher Hinsicht noch umstritten.

Eine Insulinresistenz kann in Diabetes Typ 2 (früher oft Altersdiabetes genannt) übergehen, sie kann sich aber auch wieder zurückbilden. Um diesem Ziel näher zu kommen, empfehlen Ärzte oft, sich viel zu bewegen und die Kalorienaufnahme zu reduzieren. Ausreichend Schlaf spielt ebenfalls eine Rolle, denn Schlafmangel kann eine Insulinresistenz zumindest begünstigen. Das Rauchen ist ebenfalls nachteilig für den Zuckerstoffwechsel.

Manche der Betroffenen schwören bei der Ernährung auf „Low Carb", also auf eine Reduzierung der Kohlehydrate: Beilagen mit hohem Stärkeanteil, zum Beispiel Spätzle oder Nudeln, werden durch leichtes Gemüse und Salat ersetzt. Brot und anderes Gebäck werden deutlich reduziert, auf Zucker wird möglichst verzichtet – keine einfache Aufgabe. Außerdem gibt es einige Medikamente, die bei einer Insulinresistenz eingesetzt werden können. Für die Diagnose und Behandlung ist die Diabetologie zuständig.

Fibromyalgie

Muskelschmerzen, die bei guten Schilddrüsenwerten weder durch Sport noch durch Magnesium und Vitamin D besser werden oder Gelenkschmerzen, nichts mit Rheuma zu tun haben, könnten autoimmun bedingte Beschwerden der Hashimoto-Thyreoiditis sein. Es ist aber auch möglich, dass sie auf ein Fibromyalgie-Syndrom hinweisen. Wer schon von Hashimoto betroffen ist, hat leider ein erhöhtes Risiko, auch noch eine Fibromyalgie zu entwickeln. Das Syndrom wird vor allem Frauen mittleren Alters diagnostiziert, insgesamt sind etwa ein bis vier Prozent der Bevölkerung in Mitteleuropa betroffen.

Ein internistischer Rheumatologe ist als erste Anlaufstelle sinnvoll, um auch abzuklären, ob andere rheumatologische Ursachen für die Beschwerden in Frage kommen (Differenzialdiagnose). Röntgenaufnahmen vom Orthopäden sind normalerweise nicht notwendig. Für die Diagnose und Behandlung des Fibromyalgie-Syndroms kommen neben Rheumatologen auch manche Neurologen, Schmerztherapeuten und Allgemeinmediziner in Frage, die sich für dieses Thema interessieren und dazu weiterbilden. Der erfahrene Arzt kann bestimmte Druckschmerz-Punkte (Tenderpoints) untersuchen, die an den Muskelansätzen liegen. Allerdings muss eine Fibromyalgie nicht zwingend ausgeschlossen sein, falls diese Punkte nicht schmerzen, denn zu diesem Krankheitsbild gehören noch etliche weitere Puzzleteile, die zum Teil mit der erhöhten Schmerzempfindlichkeit zu tun haben.

Die Diagnose Fibromyalgie existiert erst seit einigen Jahrzehnten. Mittlerweile wurde deutlich, dass diese chronische Schmerzerkrankung nicht nur den Bewegungsapparat betrifft: Auch andere Stellen des Körpers können Probleme bereiten. Recht häufig sind zum Beispiel Spannungskopfschmerzen, die vom Nacken aus nach oben ziehen, Zahnschmerzen ohne Befund und nächtliches Zähneknirschen. Außerdem sind Reizungen an diversen Schleimhäuten möglich, zum Beispiel im Verdauungstrakt, in der Blase und bei Frauen in der Scheide. Auch Mundtrockenheit und Reizdarm-Symptome sind nicht selten. Zusätzlich leiden etliche Betroffene unter Allergien oder erhöhter Chemikalien-Empfindlichkeit. Ob hier ein direkter Zusammenhang mit der Fibromyalgie besteht, ist noch unklar.

Ähnlich wie bei Hashimoto kann es auch bei einer Fibromyalgie lange bis zur Diagnose dauern, weil viele unspezifische Beschwerden an verschiedenen Körperteilen auftreten können, die vordergründig gar nichts miteinander zu tun haben. Die Fibromyalgie ist noch unzureichend erforscht und ihre Behandlung noch nicht zufriedenstellend, üblicherweise werden die Symptome nur gelindert. Da Stress die Beschwerden verschlimmern kann, wurden früher psychosomatische Ursachen unterstellt. Dagegen spricht aber, dass Schädigungen der kleinen Nervenfasern entdeckt wurden. Außerdem setzt die Krankheit voraus, dass eine genetische Veranlagung vorhanden ist. Was konkrete Auslöser der Beschwerden angeht, machen aber seelische Belastungen vielen Betroffenen zu schaffen, ebenso Kälte und Wetterumschwünge. Die Fibromyalgie verläuft unterschiedlich schwer. Es kommt durchaus vor, dass die Krankheit nur langsam fortschreitet und Betroffene längere Phasen ohne Beschwerden erleben.

Zum Fibromyalgie-Syndrom gehören auch Schlafstörungen (siehe folgendes Kapitel), ein nicht erholsamer Schlaf und ein erschöpftes Gefühl, sodass die Leistungsfähigkeit deutlich vermindert sein kann. Im fortgeschrittenen Stadium fühlen sich manche der Betroffenen wie benebelt oder benommen. Einigen bleibt wegen starker und fast ständiger Beschwerden nur noch die Frührente oder Frühpensionierung. Wenn eine Fibromyalgie nicht erkannt wird, diagnostizieren Ärzte womöglich ein Burnout, eine larvierte Depression oder eine somatoforme Schmerzstörung. Die Verwechslungsgefahr ist auch deshalb groß, weil eine Fibromyalgie diverse psychische Symptome mit sich bringen kann, zum Beispiel Stimmungsschwankungen oder depressive Verstimmungen.

Um die Beschwerden einer Fibromyalgie zu lindern, werden oft physikalische Therapien eingesetzt, vor allem Elektrotherapien, Rotlicht und Wärme. Viele der Betroffenen gehen auch gern in die Sauna oder ins Thermalbad. Falls Entzündungen im Spiel sind, hilft aber eher Kälte gegen lokale Beschwerden. Außerdem kommen Antidepressiva und befristet Schmerzmittel in Frage, soweit sie vertragen werden und die Beschwerden bessern. Es gibt Kliniken und Tageskliniken, die auf das Fibromyalgie-Syndrom spezialisiert sind, psychosomatische Kliniken eignen sich weniger.

Leichtes sportliches Training wie Radfahren, Walking, Schwimmen oder Gymnastik ist sinnvoll, sofern es den Kranken noch möglich ist. Übertriebene Schonung könnte die Belastbarkeit noch weiter vermindern. Yoga kann helfen, verkürzte Sehnen und Muskeln zu dehnen und sich zumindest stundenweise ausgeglichener zu fühlen. Eine Psychotherapie – besonders Verhaltens- und Körpertherapie – wird manchmal empfohlen, um Schmerzen und Stress besser zu bewältigen. Eine Therapie muss aber nicht immer sein. Es gibt vielfältige Kursangebote, die zur Entspannung und besseren Körperwahrnehmung beitragen können: Autogenes Training, progressive Muskelentspannung, Feldenkrais, Quigong, Meditation und andere Methoden könnten einen Versuch wert sein.

Diskussionsforum zur Fibromyalgie:
www.fibromyalgie-treffpunkt.de
Website eines Fibromyalgie-Arztes:
www.fibromyalgie.de

Schlafstörungen

Ein- und Durchschlafstörungen können von individuell zu niedrigen oder zu hohen Schilddrüsenwerten ausgelöst werden, Werte im Normalbereich schließen das nicht zwingend aus. Schlafprobleme können aber auch andere körperliche und seelische Ursachen haben, zum Beispiel eine Fibromyalgie oder eine Depression.

Es wäre bei einer Hashimoto-Thyreoiditis durchaus möglich, gelegentlich ein Schlafmittel zu nehmen, wenn Sie am Morgen danach ausschlafen können und kein Auto oder Fahrrad lenken oder Maschinen führen müssen. Falls Ihr Medikament bei regelmäßiger Einnahme abhängig macht, sollte das aber die Ausnahme bleiben. Wenn Sie noch in der Unterfunktion sind, könnte es zudem sein, dass sich das Schlafmittel im Körper verlangsamt abbaut.

Es gibt außerdem Psychopharmaka, die das Einschlafen erleichtern und etwas anders wirken als Schlaftabletten. Lassen Sie sich bei Bedarf gut beraten, damit das Medikament zu Ihrer Situation passt. Wer täglich etwas für den Schlaf einnehmen möchte, könnte es erst mal mit einem pflanzlichen Präparat versuchen (siehe folgendes Kapitel). Auch Magnesium kann ein wenig zur Entspannung beitragen – bei Schlafproblemen nehmen Sie es abends ein.

Bevor Sie sich Schlaftabletten verschreiben lassen, lohnt es sich oft, den eigenen Lebensstil sorgfältig zu überprüfen: Noch am späten Nachmittag oder am Abend Kaffee zu trinken, kann bei manchen Menschen den Schlaf stören. Alkohol kann zwar das Einschlafen begünstigen, wirkt sich aber insgesamt nachteilig aus, etwa auf die Schlafdauer. Rauchen könnte ebenfalls zu Schlafproblemen führen, wenn es in der Nacht ohne das gewohnte Nikotin zu Entzugserscheinungen kommt. Gegen Störungen durch Lärm können Ohrstöpsel helfen, die es aus verschiedenen Materialien gibt. Wenn Sie ein passendes Produkt gefunden haben, werden Sie sich schnell daran gewöhnen und nicht mehr ohne schlafen wollen.

Auch Kleinigkeiten können etwas ausmachen: Nicht jeder Mensch verträgt in den letzten Stunden vor dem Einschlafen Kriminalserien oder Actionfilme. Sehr empfindliche Menschen können schon durch anregende Musik oder eine kontroverse Diskussion im Internet zu sehr aufgeputscht werden. Ein täglicher Spaziergang, ausreichend Bewegung und relativ regelmäßige Schlafenszeiten wirken sich dagegen günstig auf den Schlaf aus. Wer für Schlafprobleme keine Ursache und Lösung findet, könnte sich in einem Schlaflabor genauer untersuchen lassen.

Deutsche Gesellschaft für Schlafforschung und Schlafmedizin (Patienteninformationen zum Download): www.dgsm.de

Teil 5: Naturheilkunde und Alternativmedizin

Pflanzenheilkunde

Pflanzliche Medikamente haben einen guten Ruf als sanfte Medizin. Viele Menschen behandeln sich damit bei leichten Beschwerden selbst, andere konsultieren den Hausarzt oder einen Heilpraktiker. Die Pflanzenheilkunde hat sich über Jahrhunderte aus dem Erfahrungswissen entwickelt und wurde von Generation zu Generation weitergegeben.

Heutzutage bestehen pflanzliche Arzneimittel meist aus Extrakten, die aus Pflanzen oder Pflanzenteilen gewonnen wurden. Die Qualität des Trockenextrakts hängt vom verwendeten Material und vom Herstellungsverfahren ab. Manche Präparate sind heute standardisiert und teilweise in klinischen Studien untersucht. Die Ergebnisse sind nicht unbedingt auf alle Nachahmer-Produkte übertragbar, da die Unterschiede groß sein können. Außerdem sind in verschiedenen Präparaten unterschiedliche Mengen an Trockenextrakt enthalten. Das gilt natürlich erst recht, wenn die Pflanzenteile als Tees verwendet werden. Hinzu kommt, dass Kräuter bei längerer Lagerung ihre Wirkung verlieren. Von einigen Pflanzen werden auch die Öle medizinisch genutzt, das betrifft etwa Schwarzkümmel, Nachtkerze und Pfefferminze.

Bitte bedenken Sie: Wirksame pflanzliche Medikamente sind nicht automatisch harmlos. Auch sie können Wechselwirkungen mit anderen Medikamenten haben und sollten nicht unbedacht verwendet werden. Als Nebenwirkungen sind zum Beispiel allergische Reaktionen und Magen-Darm-Probleme bekannt. Besonders vorsichtig sollten Sie mit Präparaten umgehen, die hormonell bedingte Beschwerden lindern sollen. Manche können tatsächlich in den Hormonhaushalt eingreifen, auch wenn sie nicht verschreibungspflichtig sind.

Welche Inhaltsstoffe einer Pflanze jeweils für ihre Wirkung verantwortlich sind, ist übrigens nur teilweise bekannt.

Informationen über diverse Heilpflanzen:
www.arznei-pflanzen.info

Johanniskraut (Hypericum perforatum)

Die Pflanze wird vor allem als Stimmungsaufheller bei leichten bis mittelschweren Depressionen eingesetzt. Sie kommt auch bei Winterdepressionen und bei psychischen Beschwerden in den Wechseljahren in Frage. Außerdem kann Johanniskraut bei Ängsten, Stress, nervöser Unruhe, so genannten psychovegetativen Störungen sowie bei prämenstruellen Beschwerden helfen. Johanniskraut ist ein relativ gut erforschtes pflanzliches Mittel, auch wenn seine Wirkungsweise nicht vollständig entschlüsselt ist.

Klinische Studien über die Wirksamkeit liegen für mehrere Präparate vor, die in Deutschland ärztlich verschrieben werden können (wenn Sie in einem anderen Land leben, können Sie in der Apotheke oder bei der Krankenkasse nachfragen). Aber auch andere Präparate gelten als wirksam, wenn sie ausreichend dosiert sind, dafür sind 460 bis 800 Milligramm Trockenextrakt nötig. Die Wirkung baut sich erst im Lauf einiger Wochen auf, dann kann eingeschätzt werden, ob das Präparat dem einzelnen Menschen tatsächlich hilft. Außerdem kann Johanniskraut die Wirkung anderer Medikamente verstärken oder abschwächen, dies betrifft unter anderem die Anti-Baby-Pille und einige Antidepressiva.

Während der Sommermonate wird Johanniskraut nur eingeschränkt empfohlen, weil es zu Photosensibilisierungen der Haut kommen könnte. Das ist allerdings nicht generell der Fall – die Empfindlichkeit dafür ist individuell unterschiedlich, auch unter hellhäutigen Menschen. Die Sonne ganz konsequent zu meiden ist allerdings nicht sinnvoll, da Sonnenlicht und Bewegung im Freien ebenfalls stimmungsaufhellend wirken können. Wer Johanniskraut im Sommer nicht verträgt, sollte es vorübergehend absetzen oder sich zumindest mit hohem Lichtschutzfaktor eincremen. Es gibt fettfreie Sonnenschutzsprays, die sich auf der Haut nicht klebrig anfühlen und sich gut für die regelmäßige Anwendung eignen. Wer sich gut vor der Sonne schützt, bildet aber kaum noch Vitamin D und sollte besser welches einnehmen (siehe S. 119).

Baldrian (Valeriana officinalis)

Baldrian darf mit Johanniskraut kombiniert werden und kann dessen Wirkung unterstützen. Hoch dosierte Baldrianpräparate können beruhigend und ausgleichend auf die Stimmung wirken, zum Teil auch anstriebssteigernd. Sie werden vor allem gegen gegen leichte bis mittlere Formen von Nervosität, Unruhe und innere Anspannung eingesetzt, gegen Ein- und Durchschlafstörungen sowie gegen nervöse Herzbeschwerden. Aber auch Ängste und krampfartige Schmerzen im Magen-Darm-Trakt ohne organische Ursache (Reizmagen, Reizdarm) oder eine Reizblase können versuchsweise mit Baldrian behandelt werden.

Auch Baldrian muss eine Weile eingenommen werden, bis sich seine beruhigende Wirkung entfaltet. Baldrian als natürliches Schlafmittel zu bezeichnen wäre übertrieben, aber er kann den Schlaf verbessern und die Phasen des Tiefschlafs verlängern. Manche Hersteller kombinieren Baldrian mit Extrakten aus Melissenblättern, Passionsblumenkraut, Pestwurz oder Hopfenzapfen.

Melissenblätter (Melissa officinalis)

Melissenblätter werden als Tee und als Fertigpräparat angeboten, zum Teil mit anderen Pflanzenextrakten kombiniert. Sie können bei nervösen und funktionellen – also nicht direkt organisch bedingten – Herzbeschwerden eingesetzt werden, vor allem wenn sie zusammen mit Einschlafstörungen auftreten. Auch bei funktionellen Magen-Darm-Beschwerden, Gastritis und Menstruationsschmerzen (Dysmenorrhoe) kann Melisse einen Versuch wert sein. Die Pflanze hat eine milde beruhigende und entkrampfende Wirkung. Auch Kinder können gut mit Melisse behandelt werden. Eine ausreichend dosierte Kombination aus Melisse und Baldrian kann angstlösend wirken.

Japanischer Tempelbaum (Ginkgo biloba)

Der Ginkgobaum stammt aus Ostasien, in Europa wird er als Straßenbaum und als Heilpflanze kultiviert. Die Inhaltsstoffe der Blätter haben verschiedene Wirkungen: Sie verbessern Fließeigenschaften des Blutes und fangen freie Radikale ein. Ginkgo fördert die Aufnahme von Sauerstoff und Glukose und deren Verwertung.

Daraus ergeben sich verschiedene Anwendungen. Ginkgo wird vor allem vorbeugend gegen Durchblutungsstörungen und Arteriosklerose eingesetzt, aber auch versuchsweise zur Behandlung von Demenz in frühen Stadien. Die Pflanze kann auch bei funktionellen Herzbeschwerden, Drehschwindel und Tinnitus ausprobiert werden. Bei körperlich gesunden Menschen könnte Ginkgo Ängste lindern, die durch Stress ausgelöst wurden, die Belastungsfähigkeit erhöhen und vielleicht auch die Gedächtnisleistung verbessern. Nicht jeder Effekt, der dem Ginkgo zugeschrieben wird, ist eindeutig bewiesen.

Da manche Inhaltsstoffe des Ginkgo schädlich sind, sollten nur hochwertige und kontrollierte Produkte verwendet werden. Die Tabletten wirken nicht sofort, der Effekt baut sich langsam auf. Die Tagesdosis (je nach Indikation 120 bis 240 mg Trockenextrakt) wird auf zwei bis drei Einnahmen über den Tag verteilt. Wegen des möglichen Einflusses auf die Blutgerinnung sollte Ginkgo vor Operationen rechtzeitig abgesetzt werden.

Wolfstrapp (Lycopus europaeus)

Wolfstrapp ist ein pflanzlicher Schilddrüsenhemmer, der vermutlich den Jodtransport und somit die Produktion von Schilddrüsenhormonen bremst. Wolfstrapp hat möglicherweise noch einige weitere Wirkungen, darunter eine gehemmte Umwandlung von T4 zu T3 und eine leichte Senkung der Herzfrequenz.

Die Pflanze eignet sich zur Behandlung leichter Überfunktionen. Die Freisetzung bereits produzierter Hormone verhindert Wolfstrapp ebenso wenig wie ein synthetisches Präparat. Eine Therapie mit Wolfstrapp könnte in Frage kommen, wenn ohne Einnahme von Medikamenten eine latente Überfunktion mit hochnormalen freien Hormonen und Beschwerden besteht, oder die freien Werte schwach erhöht sind. Solche Konstellationen kommen manchmal bei Mischformen aus Hashimoto und Basedow oder auch bei einer Hashitoxikose vor.

Alkoholauszüge von Wolfstrapp sind in deutschen Apotheken rezeptfrei zu haben. Wer Wolfstrapp einnimmt, sollte regelmäßig die Schilddrüsenwerte messen lassen, um die Wirkung zu überprüfen und die Dosis anzupassen. Als Nebenwirkung kann sich die Schilddrüse vergrößern, vor allem bei Überdosierung.

Mönchspfeffer (Vitex agnus castus)

Mönchspfeffer ist eine relativ gut untersuchte und häufig angewandte Heilpflanze, die Frauen bei diversen gynäkologischen Beschwerden empfohlen wird. Die wichtigsten Anwendungsgebiete sind das prämenstruelle Syndrom (PMS), Spannungsgefühle oder Schmerzen in den Milchdrüsen (Mastodynie), die vor allem in der zweiten Zyklushälfte auftreten, sowie ein ungleichmäßiger Zyklus.

Mönchspfeffer kann tatsächlich in den Hormonhaushalt eingreifen und ist nicht bei jeder Störung der weiblichen Sexualhormone sinnvoll. Seine Wirkung beruht unter anderem darauf, dass er die Ausschüttung des Hormons Prolaktin hemmt, wenn diese tatsächlich zu hoch ist. Mönchspfeffer fördert auch die Produktion von Progesteron: Das könnte bei Beschwerden in der Frühphase der Wechseljahre helfen, wenn weniger Progesteron gebildet wird. Das Mittel wird als Tabletten und als Tropfen angeboten, es kann bei Bedarf auch gut mit Johanniskraut kombiniert werden. Bei Endometriose, in der Schwangerschaft und in einigen weiteren Fällen kommt Mönchspfeffer normalerweise nicht in Frage.

Manche Zyklusstörungen beruhen auf einer noch nicht optimal ausgeglichenen Unterfunktion. Dann brauchen diese Unregelmäßigkeiten selbstverständlich nicht extra naturheilkundlich behandelt werden. Wenn Beschwerden trotz einer guten Einstellung mit Schilddrüsenhormonen bestehen bleiben, sollten möglicherweise die Sexualhormone (siehe S. 77) genauer untersucht werden.

Traubensilberkerze (Cimicifuga racemosa)

Von dieser nordamerikanischen Pflanze wird der Wurzelstock verwendet. Bei Frauen ist die Traubensilberkerze bei körperlichen und seelischen Beschwerden der Wechseljahre beliebt, zum Beispiel bei Hitzewallungen und Stimmungslabilität. Enthaltene Stoffe können an Östrogen-Rezeptoren andocken, wo sie modulierend und ausgleichend wirken.

Die Traubensilberkerze kann außerdem zu einer besseren Knochendichte beitragen. Wahrscheinlich hat sie sogar günstige Effekte auf östrogenabhängigen Brustkrebs und könnte sich zur begleitenden Therapie eignen, und vielleicht auch bei Prostatakrebs. Doch diese Anwendungen müssen noch genauer erforscht werden.

Sonnenhut (Echinacea)

Der Sonnenhut moduliert das Immunsystem und wird vor allem bei häufigen Infekten der Atemwege und der Blase eingesetzt. Die vorbeugende Wirkung des Sonnenhuts ist allerdings nicht wissenschaftlich belegt. Gegebenenfalls werden auch unerwünschte Reaktionen des Immunsystems verstärkt, was Menschen mit Autoimmunerkrankungen oder diversen Allergien betrifft. Deshalb ist Echinacea bei Hashimoto nicht empfehlenswert, dasselbe gilt für die Indigo-Pflanze. Es gibt allerdings auch Menschen, die glaubhaft versichern, dass ihnen die Sonnenhut-Präparate trotz ihrer Autoimmunerkrankung anscheinend nicht schaden.

Flohsamen (Psyllium)

Europäische und indische Flohsamenschalen enthalten quellende Schleimstoffe, sie können deshalb darmregulierend wirken und die Darmschleimhaut etwas schützen. Flohsamenschalen werden bei entzündlichen Darmerkrankungen und bei Reizdarm eingesetzt, sie können aber auch als Ballaststoffe dienen. Sie regen die Peristaltik an und binden auch überschüssige Flüssigkeit. Sie können schwach blutzuckersenkend sowie lipid- und cholesterinsenkend wirken.

Flohsamen können die Aufnahme von Medikamenten beeinflussen und sollten deshalb in möglichst großem Abstand zu Thyroxin genommen werden, zum Beispiel gegen Mittag oder am Nachmittag. Dann ist die morgendliche Dosis Thyroxin längst im Blut angekommen und die nächste Thyroxin-Einnahme noch weit weg. Wenn es möglich ist, sollten auch einige Stunden Abstand zu Eisen und Zink gehalten werden, um auch deren Aufnahme nicht zu stören. Flohsamen müssen mit genügend Wasser eingenommen werden, damit sie quellen können.

Heilpraktiker-Behandlung?

Bringt eine Behandlung bei Heilpraktikern etwas bei Hashimoto-Thyreoiditis? Das kommt ganz auf die Behandlung an. Schilddrüsenkranke, die schlechte Erfahrungen mit Ärzten gemacht haben, setzen teilweise große Hoffnungen auf alternative Therapien. Doch dass der Arzt versagt hat, muss noch lange nicht bedeuten, dass es der Heilpraktiker oder alternativ arbeitende Privatarzt besser machen wird.

Was versteht man unter einem Heilpraktiker? Für die Zulassung in Deutschland müssen künftige Heilpraktiker in einer Prüfung allgemeine Kenntnisse der Medizin nachweisen. Danach wenden Heilpraktiker ganz unterschiedliche Methoden an, je nachdem wovon sie persönlich überzeugt sind und welche Fortbildungen sie absolviert haben: Pflanzenheilkunde, Akupunktur, Homöopathie, Eigenblutbehandlung, Bioresonanz, Neuraltherapie, Ernährungsberatung, Nahrungsergänzung, manuelle Rückenbehandlungen ...

Viele dieser Methoden werden auch von Ärzten praktiziert, die mehr oder weniger alternativ arbeiten – aufwändige Methoden oft gegen ein privat berechnetes Honorar, die Pflanzenheilkunde auch im Rahmen der kassenärztlichen Versorgung. Manche Behandler zählen sogar den Einsatz naturidentischer Sexualhormone zur Naturheilkunde. Die Begriffe Komplementärmedizin und Alternativmedizin sind thematisch weiter gefasst als die Naturheilkunde und drücken unterschiedliche Einstellungen zu den praktizierten Methoden aus: Komplementärmedizin ist als Ergänzung zur etablierten Medizin gedacht, Alternativmedizin als Ersatz dafür. Das wird aber nicht immer sauber unterschieden.

Interessierte sollten sich genau erkundigen, was jemand anbietet, ob die Methode überzeugt und ob sie bei einer Hashimoto-Thyreoiditis überhaupt sinnvoll und verträglich ist. Nicht alle Anwender alternativer Methoden sind gut über Hashimoto und andere Autoimmunerkrankungen informiert. Einige lehnen synthetisch hergestellte Hormone aus Prinzip ab und wollen womöglich die Schilddrüse wieder auf Trab bringen. Die Schilddrüse anzuregen ist aber bei Hashimoto nicht sinnvoll.

Manche der alternativen Behandler empfehlen bei chronischen Krankheiten aller Art eine Amalgamsanierung – hier hat es schon viele teuer bezahlte Enttäuschungen gegeben, weil eine Autoimmunerkrankung damit nicht geheilt wird. So genanntes Entschlacken und Entgiften, das bei vielen Heilpraktikern beliebt ist, kann Hashimoto oder die Unterfunktion auch nicht beseitigen. Es gibt selbstverständlich auch Heilpraktiker, die die Hashimoto-Thyreoiditis ernst nehmen und die ärztlichen Befunde verstehen – darunter einige, die selbst betroffen sind.

Die Hormone abzusetzen, nur weil ein allzu forscher Behandler eine baldige Heilung verspricht, kann dazu führen, dass sich eine Unterfunktion oder zumindest ein fühlbares hormonelles Defizit entwickelt. Das brauchen Sie aber nicht zu riskieren, denn Methoden der Komplementärmedizin können begleitend zu den Hormonen angewandt werden. Falls Ihr Hormonbedarf eines Tages tatsächlich sinken sollte, aus welchen Gründen auch immer, wird sich dies sowieso anhand der Laborwerte und des veränderten Befindens zeigen.

Gesetzliche Krankenkassen in Deutschland übernehmen keine Heilpraktiker-Kosten. Allerdings bieten manche Zusatzversicherungen einen Heilpraktiker-Tarif an, bei dem zumindest ein Teil der Rechnung erstattet wird. Der Anteil der Erstattung kann auch davon abhängen, ob der Heilpraktiker nach der Gebührenordnung abrechnet oder deutlich mehr verlangt. In Österreich gibt es keine Heilpraktiker, in der Schweiz werden sie Naturärzte genannt.

Homöopathie

Homöopathie wird oft mit der Naturheilkunde im Allgemeinen verwechselt. Der Begriff steht aber für eine ganz bestimmte Methode, die vor rund 200 Jahren von Samuel Hahnemann entwickelt wurde: Homöopathische Mittel werden aus pflanzlichen, tierischen, mineralischen und synthetischen Stoffen hergestellt, homöopathische Nosoden sogar aus sterilisierten Krankheitserregern oder krankem Gewebe. Im Herstellungsbetrieb werden die Ausgangsstoffe schrittweise verdünnt und verschüttelt. Homöopathen nennen das „potenzieren“: Verschiedene Potenzbezeichnungen wie etwa D12 oder C30 oder LM6 geben an, nach welchem Schema der Ausgangsstoff verarbeitet wurde. Unverdünnte Stoffe werden Urtinktur genannt, die aber nur dann direkt als Arzneimittel verwendet werden können, wenn der Stoff ungiftig ist. Schüßler-Salze sind eine vereinfachte Form der Homöopathie, die nur eine kleine Auswahl von Mineralsalzen in der D-Potenz verwendet.

Da in einer Hochpotenz kein Ausgangsstoff mehr vorhanden ist, steht für manche Kritiker der Homöopathie schon vorab fest, dass die Behandlung gar nicht wirken kann. Tatsächlich fallen die Erfolge der Homöopathie in manchen wissenschaftlichen Studien bescheiden aus. Aber auch Homöopathen, die von der Wirksamkeit ihrer Methode überzeugt sind und auf diverse Erfolge verweisen, räumen manchmal ein, dass es Monate oder gar Jahre dauern kann, bis endlich ein gut wirkendes Mittel gefunden ist und auf dem Weg dorthin etliche Fehlschläge verkraftet werden müssen. Wie man die Sache auch einschätzen mag: Sie sollten sich bei schweren Krankheiten oder unter hohem Zeitdruck nicht allein auf die Homöopathie stützen, falls es zuverlässigere Therapien gibt.

Bevor Homöopathen chronische Probleme behandeln, befragen sie ihre Klienten möglichst umfassend in einem ausführlichen Gespräch (Anamnese) nach ihren körperlichen und seelischen Beschwerden. Dann wird ein Mittel individuell ausgewählt und nach der Einnahme beobachtet, ob und wie es wirkt. Bei leichten akuten Erkrankungen betreiben Homöopathen meist weniger Aufwand und berücksichtigen in erster Linie die aktuellen Beschwerden.

Heilpraktiker und Ärzte, die die Homöopathie nur nebenbei praktizieren und keine ausführliche Anamnese machen, verwenden manchmal homöopathische Komplexmittel: Das sind Mischungen aus verschiedenen Einzelmitteln, die sich bei einer bestimmten Krankheit oder einem Symptom bewährt haben sollen, zum Beispiel bei Heuschnupfen oder einer Nebennierenschwäche. Es gibt auch Komplexmittel, die angeblich der Schilddrüse helfen, wobei nicht unbedingt klar ist, welche Schilddrüsenprobleme damit konkret gemeint sind.

Weitere schematische Anwendungen der Homöopathie betreffen das Thema Impfung: Allerdings gibt es keine brauchbaren homöopathischen Impfungen, da mittels Homöopathie keine nachweisbaren Immunisierungen erreicht werden. Darauf weist auch der Deutsche Zentralverein homöopathischer Ärzte hin. Es gibt auch kein homöopathisches Mittel, das möglichen Nebenwirkungen der gängigen Impfungen oder gar einem Impfschaden vorbeugen könnte.

Manche Hashimoto-Patienten fragen sich, ob sie homöopathische Jodverbindungen einnehmen dürfen. Jod in homöopathischer Minidosis ist selbstverständlich auch bei einer Hashimoto-Thyreoiditis unbedenklich. Aus der Sicht der Homöopathie haben potenzierte Jodverbindungen einen Bezug zur Schilddrüse, doch das betrifft eher Überfunktionen. Wichtig zu wissen ist auch, dass homöopathische Mittel wie Thyreoidinum oder potenziertes Thyroxin kein Ersatz für richtige Schilddrüsenhormone sind, weder aus medizinischer noch aus homöopathischer Sicht.

Neuraltherapie

Die Neuraltherapie entstand mehr oder weniger zufällig: Ihre Erfinder hatten den Eindruck, dass Injektionen des Lokalanästhetikums Procain diverse gesundheitliche Beschwerden lindern oder beseitigen konnten. Sie gingen anschließend davon aus, dass im Körper so genannte Störfelder existieren müssen, die auf andere Teile des Körpers ausstrahlen, und durch Procain-Spritzen wieder aufgelöst werden können. Diese ungewöhnliche These ist nicht bewiesen, sondern beruht auf Erfahrungen und Interpretationen. Auch die Schilddrüse gilt als potenzielles Störfeld.

Unabhängig von der Neuraltherapie zeigt die Erfahrung, dass mit Schilddrüsenerkrankungen nicht selten diverse Beschwerden zusammenhängen, die sich nicht immer aufklären und durch eine passende Hormondosis beseitigen lassen. Anwender der Neuraltherapie gehen davon aus, dass ihre Methode in solchen Fällen eine Chance bietet. Auch eine Abneigung gegen enge Krägen und Berührungen am Hals zählt zu den Indikationen der Neuraltherapie, ebenso Herzbeschwerden ohne organische Ursache.

Eine Injektion nahe der Schilddrüse ist also nicht dafür gedacht, die Erkrankung vollständig zu heilen oder den Hormonmangel auszugleichen. Sie ist ein Versuch, das vegetative Nervensystem zu beeinflussen und so einige Symptome zu beseitigen. Wer sein Glück mit der Neuraltherapie versuchen möchte, könnte sicherheitshalber einen Internisten als Behandler wählen, der sich die Schilddrüse vorab im Ultraschall ansehen und Gegenanzeigen abklären kann. Bei einer deutlichen Entzündung der Schilddrüse kommt die Injektion vorerst nicht in Frage. Es gibt aber noch andere mögliche Injektionsstellen – welche am besten passt, kann im Gespräch geklärt werden.

Zu den eindeutigen Ausschlussgründen der Neuraltherapie zählen Vorhofflimmern und weitere ernste Herzprobleme, sehr niedriger Blutdruck und einige andere, teils heftige Beschwerden. Allergien gegen den Wirkstoff Procain sind zwar extrem selten, sollten aber sicherheitshalber ausgeschlossen werden. Wenn alles bedacht wird, sind die Risiken sehr gering. Der Nutzen der Neuraltherapie ist wissenschaftlich nicht belegt. Ärzte berichten davon, dass sie in einem Teil der Fälle gut anschlägt, bei manchen Menschen aber wenig oder nichts bewirkt. Positive Wirkungen halten unterschiedlich lange an, die Spritze kann nach einiger Zeit wiederholt werden. Wie bei jeder Behandlung – ob nun etablierter oder alternativer Art – kann der Placebo-Effekt eine Rolle spielen.

Für einen Termin zur Neuraltherapie sollten Sie sich genug Zeit nehmen, sodass Sie nicht direkt danach arbeiten gehen müssen. Nach der Spritze bleiben die Patienten noch eine Weile liegen, weil der Blutdruck sinken könnte. Auch emotionale Reaktionen, zum Beispiel Tränenausbrüche, werden beschrieben. Neuraltherapeuten gehen außerdem davon aus, dass sich die Beschwerden als Erstreaktion für wenige Tage verschlimmern können, bevor sie sich schließlich vorübergehend oder dauerhaft bessern. Wegen der Injektion ist ein kleiner Bluterguss an der Einstichstelle möglich.

Dämpfung der Autoimmunerkrankung

Die wissenschaftliche Forschung ist einer vielversprechenden Therapie auf der Spur, die Krankheiten des Immunsystems mit natürlichen Mitteln eindämmen könnte: Patienten, die an einer chronisch-entzündlichen Darmerkrankung, an Multipler Sklerose oder an Heuschnupfen leiden, nehmen im Rahmen der Studien Eier von Parasiten zu sich, um damit ihr gestörtes Immunsystem von der Krankheit abzulenken. Das klingt unappetitlich, aber für die

Patienten sind die winzigen Eier gar nicht zu erkennen. Außerdem werden Eier des Schweinepeitschenwurms dem Menschen nicht gefährlich: Eier und eventuell geschlüpfte Würmchen sterben im menschlichen Darm nach rund zwei Wochen ab, dann bekommen die Patienten eine neue Portion Schweineparasiten.

Die Idee hinter dieser Behandlung ist, dass die Hygiene unserer modernen Zeit nicht nur manche Krankheit eingedämmt hat – sie bringt auch mit sich, dass das Immunsystem unterbeschäftigt ist. Und das könnte ein Grund sein, warum in vielen Ländern mit moderner Hygiene die Autoimmunerkrankungen und Allergien zunehmen. Bis jetzt war die Wurmeier-Therapie recht erfolgreich: Die Beschwerden der Studienteilnehmer und die Zahl ihrer Schübe gingen messbar zurück. Nun wird die Wurmkur der anderen Art noch genauer erforscht, was mögliche Nebenwirkungen angeht.

Außerhalb der Studien sind derzeit nur einzelne Therapieversuche möglich, wenn Arzt und Patient es verantworten möchten und der Patient die hohen Kosten selbst trägt. Als Arzneimittel zugelassen sind die Wurmeier noch nicht, das dafür notwendige Verfahren kann sich noch über etliche Jahre hinziehen. Aber es ist gut möglich, dass die Therapie eines Tages auch vielen Menschen helfen könnte, die an der Hashimoto-Thyreoiditis erkrankt sind.

Etwas unkomplizierter klingt ein ganz anderer Ansatz: Bei der Low-Level-Lasertherapie wurden die Schilddrüsen der untersuchten Hashimoto-Patienten in zehn Sitzungen mit Laser bestrahlt. Dadurch normalisierte sich bei den meisten Studienteilnehmern das Ultraschallbild der Schilddrüse, was Volumen und Echogenität anging, zudem benötigten sie eine geringere Thyroxindosis als vorher. Inwieweit diese Effekte auch langfristig anhalten, müsste noch untersucht werden. Wann diese in Brasilien entwickelte Methode in Europa tatsächlich zur Verfügung stehen wird, ist noch nicht bekannt.

Ansonsten können noch einige Mineralien und Spurenelemente die Autoimmunerkrankung und die Funktion der Schilddrüse eher günstig oder ungünstig beeinflussen. Mehr dazu im folgenden Teil.

Teil 6: Mineralstoffe und Vitamine

Viele chronisch Kranke, die sich näher mit ihrer Erkrankung befassen und etwas für Ihre Gesundheit tun möchten, interessieren sich für Vitamine und Mineralien. Auch wenn eine gute Versorgung mit Mineralien, Spurenelementen und einigen Vitaminen wichtig ist: Komplexe Krankheiten allein damit zu behandeln, reicht normalerweise nicht aus. Eine Fehlprogrammierung des Immunsystems, wie sie bei Hashimoto und Basedow vorliegt, kann nicht durch Nahrungsergänzungsmittel oder eine gesunde Ernährung aufgehoben werden. Auch bei psychischen Problemen genügt eine Nährstofftherapie in den meisten Fällen nicht: Die Wirklichkeit ist doch etwas komplexer, als es der Spruch „du bist, was du isst" behauptet. Dennoch ist es sinnvoll, Mängel auszugleichen, und viele Hashimoto-Betroffene bemühen sich sehr darum

Zuerst zu den Mineralien: Natrium, Kalium, Magnesium, Kalzium, Chlor, Phosphor und Schwefel sind Mineralstoffe mit hoher Konzentration im Körper (über 50 mg/kg Körpergewicht). Mineralien mit geringerer Konzentration nennt man Spurenelemente. Hierzu zählen unter anderem Jod, Eisen, Zink, Mangan, Kupfer und Selen. Im Serum gemessene Laborwerte sind nur teilweise geeignet, Mängel an Mineralien und Spurenelementen festzustellen, da diese Werte stark schwanken können. Deshalb lassen manche Patienten auf eigene Kosten eine Vollblutanalyse machen, besonders was Selen, Magnesium, Zink und Mangan betrifft. Haaranalysen sind dagegen nicht sinnvoll, denn sie sind kein Abbild der Versorgungslage im Blut und in den Zellen. Viele Symptome eines Vitamin- oder Mineralstoffmangels sind leider nicht sehr charakteristisch, es könnten also mehrere Ursachen für die Beschwerden in Frage kommen.

Vitamine sind chemisch betrachtet organische Verbindungen, die der Körper braucht, aber nicht selbst herstellen kann. Der Mensch nimmt Vitamine mit der pflanzlichen und tierischen Nahrung auf. Ob es sinnvoll ist, Vitamine als Antioxidantien zusätzlich einzunehmen, ist sehr umstritten, vor allem was den möglichen Schaden und Nutzen der Vitamine A und E sowie des Betacarotins angeht. Deshalb werden die Vitamine A und E in diesem Teil nicht einzeln vorgestellt, und Betacarotin können Sie sowieso mit der Nahrung aufnehmen (z.B. in Karotten, Kürbis und Aprikosen).

Vitamine und Mineralstoffe bekommen Sie in Apotheken und Drogerien, zum Teil auch in Supermärkten, entweder als Einzelpräparat oder in kombinierter Form. Multipräparate sind allerdings nicht immer sinnvoll zusammengesetzt – manche Mineralien und Spurenelemente sollten Sie besser getrennt voneinander einnehmen (siehe die folgenden Kapitel). Wenn ein Präparat frei verkäuflich ist, bedeutet das auch nicht unbedingt, dass es in allen Lebenslagen unbedenklich ist. Apotheken-Produkte sind nicht generell hochwertiger als andere – letzten Endes zählt der Inhalt, der auf der Verpackung deklariert sein muss. In der Apotheke haben Sie aber bessere Chancen auf eine kompetente Beratung. Falls Sie Nahrungsergänzungsmittel im Internet bestellen, sollten Sie auf seriöse Bezugsquellen und auf die Einfuhrvorschriften Ihres Landes achten.

Auch manche Ärzte kennen sich mit dem Thema aus und können in Sachen Vitamine und Mineralien beraten. Bei nachgewiesenem Mangel können Ärzte einige Präparate wie Eisen, Vitamin B12 oder Vitamin D als Medikamente verschreiben. Aber Nahrungsergänzungsmittel an ihre eigenen Patienten verkaufen dürfen sie in Deutschland nicht. Ärzte dürfen zwar getrennt von ihrer Arztpraxis gewerblichen Handel treiben, aber es ist nicht zulässig, die Daten der Patienten zur Kundengewinnung zu verwenden. Durch dieses Verbot soll verhindert werden, dass das Vertrauen in den Arzt für anderweitige geschäftliche Interessen ausgenutzt wird.

Jod

Jod ist ein Spurenelement mit einem besonderen Einfluss auf die Schilddrüse. Es ist im Boden, im Wasser und in den Pflanzen enthalten, Menschen und Tiere nehmen Jod von Natur aus mit der Nahrung auf. Besonders jodreich sind Nahrungsmittel, die aus dem Meer stammen, weil wasserlösliche Jodsalze teilweise vom Regen aus den Böden ausgewaschen werden und über die Flüsse ins Meer gelangen. Die Schilddrüse benötigt Jod, um Hormone herzustellen: Ein Molekül Thyroxin enthält vier Jodatome.

Der Jodbedarf erwachsener Menschen mit gesunder Schilddrüse ist individuell unterschiedlich, diverse Institutionen nennen etwa 150 bis 200 µg pro Tag. Diese Mengen werden gesunden Menschen zur Vorbeugung eines Jodmangelkropfs empfohlen, dabei ist der Jodgehalt der Nahrung schon einkalkuliert. In der Pubertät, der Schwangerschaft und der Stillzeit ist der Jodbedarf am höchsten. Raucher benötigen ebenfalls etwas mehr.

Bei abwechslungsreicher Ernährung ist Jodmangel in Mitteleuropa selten geworden, denn der Jodgehalt vieler Nahrungsmittel ist heutzutage künstlich erhöht: Industriell hergestellten Lebensmitteln, Backwaren und Kantinenessen wird häufig Jodsalz zugesetzt. Bei fertig abgepackten Lebensmitteln in Deutschland muss enthaltenes Jodsalz deklariert sein. An der Wursttheke, im Restaurant oder in der Kantine müssten Sie aber nachfragen, wenn Sie es genau wissen wollten. In Österreich wird jodiertes Salz meistens als Vollsalz bezeichnet. Dort bekommen Sie unjodiertes Tafel- oder Meersalz zum Beispiel im Reformhaus, neuerdings auch in manchen Supermarktketten.

Wie viel macht das Jodsalz überhaupt aus? Jodiertes Speisesalz enthält pro Gramm Salz 15 bis 25 µg Jod, in der Schweiz 20 bis 30 µg. Wer unjodiertes Salz konsequent durch Jodsalz ersetzt, kann damit auf über 100 µg zusätzliches Jod pro Tag kommen. Ähnliche Mengen finden sich in manchen Multimineral-Tabletten, die in Apotheken, Drogerien und Supermärkten angeboten werden. Weniger klar ist die Lage bei tierischen Lebensmitteln: Der Jodgehalt von Milch und Eiern ist höher als vor Jahrzehnten, weil jodreiches Tierfutter verwendet wird. Je nachdem wie die Nutztiere gefüttert werden, kann der Jodgehalt der Milchprodukte, der Eier und der daraus hergestellten Nahrungsmittel sehr unterschiedlich ausfallen. Deshalb sind Angaben in Lebensmitteltabellen nicht zuverlässig, wenn es um den Jodgehalt geht.

Jod kann das Autoimmungeschehen der Schilddrüse verstärken. In welchem Ausmaß jodreiche Nahrung bei Hashimoto schadet, ist umstritten und lässt sich wohl nicht allgemein sagen, weil dies schwer messbar und wenig erforscht ist. Auch die gefühlte Empfindlichkeit auf Jod kann individuell sehr unterschiedlich ausfallen. Zumindest steht eindeutig fest, dass es bei Hashimoto nicht sinnvoll ist, zusätzliches Jod einzunehmen oder Jodsalz zu verwenden. Wer schon mal an Morbus Basedow erkrankt war oder heiße Knoten in der Schilddrüse hat, sollte erst recht auf Jodpräparate verzichten.

Seefisch (Meeresfisch) könnte durch Süßwasserfisch ersetzt werden, der außerdem weniger Schadstoffe enthält - in Frage kommen zum Beispiel Karpfen, Forelle, Zander, Schleie und Hecht. Sushi mit Algen sollten Sie lieber gar nicht essen, denn unter den Meeresalgen sind extrem jodreiche Arten. Der Jodgehalt von Meeresalgen wird meistens in Milligramm (mg) angegeben, der Gehalt von Jodtabletten und Lebensmitteln in Mikrogramm (µg)! Soja- oder Reismilch kann mit kalziumhaltigen Algen angereichert sein – lesen Sie bitte die Zutatenliste genau durch. Aber auch Süßwasseralgen, die zur Nahrungsergänzung angeboten werden, können immerhin um die 500 µg Jod pro 100 g Tabletten enthalten. Meersalz enthält nur ganz wenig Jod. Allerdings gibt es Schilddrüsenpatienten, die sich wegen der jodhaltigen Luft am Meer schlechter fühlen, ebenso in einem jodreichen Thermalbad.

Äußerlich sollten Sie Jod zur Sicherheit nur vorsichtig oder gar nicht auftragen, weil es über die Haut gut aufgenommen wird. Jodhaltige Wunddesinfektionsmittel sind auch für schilddrüsenkranke Menschen zugelassen, obwohl nicht sicher ausgeschlossen werden kann, dass sie sich ungünstig auf manchen Krankheitsverlauf auswirken. Wenn Sie vermeiden möchten, dass Ihre Wunden nach einem Unfall oder nach einer Operation mit jodhaltigen Mitteln desinfiziert werden, müssen Sie sich wahrscheinlich selbst darum kümmern. Sprechen Sie das Krankenhaus- oder Praxispersonal gezielt darauf an und achten Sie darauf, dass Sie tatsächlich die zuständige Person vor sich haben, damit Ihr Anliegen nicht in der Routine untergeht. Für jodhaltiges Kontrastmittel gilt das erst recht. Falls für eine unvermeidliche Untersuchung kein anderes Kontrastmittel in Frage kommt, könnte die Schilddrüse vorher mit Perchlorat-Tropfen blockiert werden.

Arbeitskreis Jodmangel (Lobby für jodreiche Ernährung)
www.jodmangel.de
Arbeitskreis Prophylaxe-Transparenz e.V. (Kritik)
www.prophylaxe-transparenz.de

Selen

Bei Hashimoto-Thyreoiditis empfehlen viele Endokrinologen hoch dosiertes Selen (200 bis 300 µg pro Tag), damit die Entzündung der Schilddrüse nachlässt. Untersuchungen belegen, dass hohe AK-TPO (über 1.000 U/l) absinken, positive Langzeitwirkungen sind aber nicht bewiesen. Die Erfahrung zeigt, dass die Antikörper wieder auf das vorige Niveau ansteigen, wenn Selen abgesetzt wird. Bei Kindern und Jugendlichen hat Selen keinen nachweisbaren Effekt auf die Höhe der Antikörper. Manche Patienten fühlen sich allerdings während der Selentherapie besser.

Wenn bei Hashimoto die Schilddrüsenwerte noch im Referenzbereich liegen, empfehlen manche Ärzte lieber Selen, anstatt eine niedrige Dosis Thyroxin zu verschreiben. Einige Ärzte deuten sogar an, Hashimoto-Thyreoiditis im Frühstadium durch hoch dosiertes Selen heilen zu können – doch Selen beeinflusst nur die AK-TPO, nicht TSH und freie Hormonwerte. Der generelle Nutzen hoch dosierter Selenpräparate bei Hashimoto bleibt also fraglich, und nicht jeder Mensch verträgt sie gut. Dann können sie natürlich weggelassen werden.

Personen mit chronisch-entzündlichen Erkrankungen haben allerdings einen erhöhten Selenbedarf. Um einen nachgewiesenen Selenmangel auszugleichen oder einem Mangel vorzubeugen, reicht aber eine geringere tägliche Dosis bis 100 µg. Und es muss nicht unbedingt dasselbe Präparat sein, das der Endokrinologe aus der Pharmawerbung kennt. Auch bei endokriner Orbitopathie, dem Augenproblem bei Basedow, wird oft etwas Selen empfohlen.

Der Selenbedarf des Menschen ist noch nicht vollständig geklärt, in den USA geht man provisorisch von einem Tagesbedarf von 1 µg pro Kilo Körpergewicht aus. Eine Obergrenze von 5 µg pro Kilo Gewicht dient der Vermeidung von Vergiftungen. Eine mäßige Überdosierung über den eigenen Bedarf hinaus ist damit noch nicht sicher ausgeschlossen, und eventuelle Risiken einer großzügigen Seleneinnahme sind noch nicht ausreichend erforscht. Es müsste noch geklärt werden, ob ein hoher Selenspiegel tatsächlich das Diabetes-Risiko erhöhen kann.

Selenreiche Nahrungsmittel sind Paranüsse, Schweine- und Hühnerfleisch, Eier und Fisch, ferner Porree, Zwiebeln und Knoblauch. Selen wird in Deutschland üblicherweise dem Hühner- und Schweinefutter zugesetzt. Die Böden in Mitteleuropa sind relativ arm an Selen, sodass hiesige pflanzliche Lebensmittel eher wenig davon enthalten und Vegetarier besonders schlecht versorgt sind. Die durchschnittliche Selenzufuhr in Deutschland liegt bei Frauen bei 38 µg pro Tag und bei Männern bei 47 µg, was einer knappen Versorgung entspricht.

Selen ist als Radikalenfänger bekannt, hat aber noch viele weitere Funktionen. Es ist ein Bestandteil des Enzyms Dejodase, das an der Umwandlung (Dejodierung) von T4 in T3 beteiligt ist. Also könnte ein Selenpräparat eine schlechte Umwandlung verbessern, wenn Selenmangel die Ursache dafür ist. Wie oft das in der Realität tatsächlich der Fall ist und mit Selenpräparaten der fT3-Wert angehoben werden kann, ist nicht bekannt. Besser erforscht ist eine andere Wirkung: Selen geht inaktive Verbindungen mit im Körper gespeichertem Quecksilber und Cadmium ein, sodass diese schädlichen Metalle praktisch aus dem Verkehr gezogen werden.

Endokrinologen empfehlen oft ein Präparat mit Natriumselenit. Diese Selenverbindung hat allerdings den Nachteil, dass sie durch Vitamin C zerstört wird, wenn der zeitliche Abstand zu gering ist. Eine mögliche Alternative zu Natriumselenit wäre Natriumselenat, das sich chemisch nur wenig unterscheidet, aber gut mit Vitamin C verträgt. Auch organisches Selen (Selenhefe, Selenmethionin) passt zu Vitamin C, sollte aber in hoher Dosis nicht langfristig eingenommen werden. Und wer Probleme mit Histamin hat, sollte auf Selenhefe verzichten.

Einnahme: Nüchtern mit einem Glas Wasser, 30 bis 60 Minuten vor dem Essen. Selen darf zusammen mit Kalzium und Magnesium genommen werden, außerdem mit allen Vitaminen. Was Natriumselenit betrifft, sollte der Abstand nach einer Vitamin-C-haltigen Mahlzeit mehrere Stunden betragen, vor einer solchen Mahlzeit möglichst über eine Stunde. Flüssiges Natriumselenit, wie es in Trinkampullen verkauft wird, kann gleich morgens mit der Thyroxintablette eingenommen werden: Es sind nämlich keine Begleitstoffe enthalten, die die Thyroxinaufnahme beeinflussen.

Magnesium

Magnesium ist gut bekannt für seine Rolle in der Muskulatur und im Nervensystem, es ist aber für alle Zellen des Körpers unverzichtbar. Magnesium ist auch nötig, um B-Vitamine zu verwerten. Als Mindestzufuhr gelten 300 bis 400 mg Magnesium pro Tag, der tatsächliche Bedarf ist aber individuell unterschiedlich. Er kann durch intensiven Sport ansteigen, aber auch durch salzreiche Nahrung, die Anti-Baby-Pille, Alkoholkonsum, eine Überfunktion der Schilddrüse sowie einen Mangel an Vitamin D. Während der Schwangerschaft und der Stillzeit ist der Bedarf ebenfalls erhöht. Auch Kinder und Erwachsene mit Symptomen, die an ein Aufmerksamkeitsdefizit- und Hyperaktivitätssyndrom (ADHS) erinnern, könnten zusätzliches Magnesium gebrauchen.

Relativ magnesiumreiche Lebensmittel sind grüne Gemüse, Kartoffeln, Bananen, Rhabarber, Haferflocken, Hülsenfrüchte, Nüsse und Mandeln, außerdem liefern auch Milchprodukte etwas Magnesium. Leitungs- und Mineralwasser enthalten es in sehr unterschiedlichen Mengen. Eine ausgewogene, gesunde Ernährung garantiert keine optimale Versorgung.

Mögliche Mangelsymptome sind kalte Hände und Füße, Muskelverspannungen und -krämpfe, Regelschmerzen und Kopfschmerzen, Herzklopfen, Herzrhythmusstörungen und Bluthochdruck. Lidzucken oder Schnarchen kann ebenfalls damit zusammenhängen. Auch psychische Beschwerden wie Stressanfälligkeit, Reizbarkeit, innere Unruhe und depressive Verstimmungen könnten durch ein Magnesiumdefizit ausgelöst oder verstärkt werden. Wenn der Magnesiumspiegel im Serum unter der Norm liegt, steht der Mangel fest. Allerdings wäre trotz eines normalen Wertes in der Blutprobe ein Defizit in den Zellen möglich.

Wenn Sie unter Symptomen leiden, die durch einen Magnesiummangel verursacht sein könnten, dürfen Sie einfach ausprobieren, ob Beschwerden abnehmen, wenn Sie Magnesium einnehmen. Wer Nierenprobleme hat, sollte aber vor einer Selbstbehandlung den zuständigen Facharzt sprechen. Andere Menschen bekommen von Magnesium allenfalls weichen Stuhl oder leichten Durchfall, dann sollte die Menge reduziert werden. Mehrere kleine Portionen Magnesium sind besser verträglich und bringen auch mehr Nutzen als eine große Portion auf einmal. Sie können aber großzügiger dosiertes Magnesium gezielt als mildes Abführmittel einsetzen, falls das nötig ist.

Magnesium ist in verschiedenen chemischen Verbindungen im Handel, die man grob in organische und anorganische Verbindungen einteilen kann. Organische Verbindungen wie Magnesiumcitrat oder -orotat gelten als besonders hochwertig. Aber das Wichtigste ist, dass Sie Ihr Magnesiumpräparat gut vertragen. Angaben, wie viel Milligramm Magnesium eine Dosis enthält, beziehen sich normalerweise auf den Magnesiumanteil, bei manchen Herstellern allerdings auf die gesamte Verbindung. Bei organischen Verbindungen macht das einen erheblichen Unterschied aus. (Dies gilt sinngemäß auch für Kalzium und Zink.)

Einnahme: Zwischen den Mahlzeiten. Magnesium kann mit Vitaminen sowie mit Selen kombiniert werden, bei Bedarf auch mit Kalium oder Kalzium.

Selbsthilfeorganisation Mineralimbalancen e.V. (siehe „oft gestellte Fragen“): www.magnesiumhilfe.de

Kalzium

Kalzium ist besonders wichtig für Knochen und Zähne, hat aber noch weitere Funktionen. Das Mineral rein vorbeugend einzunehmen, ist aber nicht allgemein sinnvoll und könnte sogar der Gesundheit schaden. Eine ausgewogene Ernährung reicht normalerweise aus, um den Körper mit Kalzium zu versorgen. Allerdings brauchen manche Menschen nach einer Schilddrüsen-Operation vorübergehend oder auf Dauer zusätzlich Kalzium, falls ihre Nebenschilddrüsen bei der OP geschädigt wurden. Denn die Nebenschilddrüsen produzieren das Parathormon, das den Kalzium-Stoffwechsel steuert. Außerdem hängt eine optimale Kalziumaufnahme von einer ausreichenden Versorgung mit Vitamin D ab. Ein

Kalziumwert in der Norm bedeutet allerdings nicht unbedingt, dass auch der Vitamin-D-Wert (siehe S. 119) in Ordnung ist.

Ein Kalziummangel kann zu Krämpfen der Hand- und Fußmuskulatur, zu Missempfindungen in Händen, Füßen und Gesicht sowie zu depressiven Verstimmungen führen. Wichtige Kalziumquellen sind Milch und Milchprodukte sowie kalziumreiches Mineralwasser (der Gehalt steht auf dem Etikett), in zweiter Linie auch Nüsse und Samen, grünes Gemüse und Brot. Unzureichend verarbeitetes Getreide (Frischkornbrei) sowie Oxalsäure (z. B. aus Spinat, Rhabarber und Kakao) bewirken, dass Kalzium aus der betreffenden Mahlzeit kaum genutzt werden kann. Außerdem kann Gerbsäure aus Kaffee, schwarzem Tee und einigen weiteren Tees die Kalziumaufnahme behindern. Wer Kaffee mag und gut verträgt, braucht nicht vollständig darauf verzichten, weil er auch positive Wirkungen auf die Gesundheit hat. Besser ist es aber, den Kaffee mit Milch zu trinken. Milchzucker (Laktose) unterstützt außerdem die Kalziumaufnahme, ebenso Vitamin C.

Einnahme: Nüchtern mit einem Glas Wasser, 30 bis 60 Minuten vor dem Essen. Hohe Tagesdosen sollten besser auf mehrere Portionen aufgeteilt werden. Kalzium und Magnesium blockieren einander nicht direkt, sondern werden auf demselben Weg aufgenommen. Wenn das Verhältnis ausgewogen ist, können sie gleichzeitig oder in kurzem Abstand eingenommen werden.

Interessengemeinschaft Selbsthilfe für Patientinnen und Patienten mit Nebenschilddrüsenunterfunktion (InSeNSU): www.insensu.de

Eisen

Eisenmangel ist in der Bevölkerung weit verbreitet. Eisen geht in erster Linie durch Blutungen verloren, sodass vor allem Frauen im gebärfähigen Alter betroffen sind. Das gilt erst recht für Frauen, die an stark blutenden Myomen leiden. Auch durch Magen- und Darmblutungen, besonders bei Colitis ulcerosa, geht viel Eisen verloren. Möglicherweise geht auch die Hashimoto-Thyreoiditis häufiger mit einem Eisenmangel einher. Es gibt aber auch Betroffene, die nicht dazu neigen, sie sollten dann keine Eisenpräparate einnehmen.

Eisen ist ein wichtiger Bestandteil des Hämoglobins, das für den Sauerstofftransport im Organismus zuständig ist, daneben hat Eisen noch viele andere Aufgaben. Im kleinen Blutbild wird ein Mangel erst sichtbar, wenn die Speicher schon so gut wie leer sind: Erst dann sinkt der Hämoglobinwert allmählich ab. Früher oder später zeigen sich die ersten Symptome, zum Beispiel Müdigkeit und Antriebsschwäche, Frieren und Blässe, brüchige Haare und Nägel, Zungenbrennen oder wunde Mundwinkel. Bei starkem Eisenmangel kann außerdem die Immunabwehr geschwächt sein.

Damit es gar nicht erst so weit kommt, kann es sinnvoll sein, neben dem Blutbild auch mal den Ferritinwert messen zu lassen, der die Eisenreserven des Körpers abbildet. Der Eisenwert im Serum unterliegt starken Schwankungen und ist kein verlässliches Maß für die Eisenversorgung. Ob ein schlechter Ferritinwert schon spürbare Beschwerden verursacht, wenn das Blutbild noch in Ordnung ist und der Hämoglobinwert gut, ist von Mensch zu Mensch unterschiedlich.

Ein Ferritinwert unter 30 ng/ml gilt jedenfalls als Eisenmangel, spätestens jetzt sollten die Reserven aufgefüllt werden. Wenn manches Labor speziell für Frauen niedrigere Referenzwerte ansetzt als für Männer, dann nur deshalb, weil Frauen wegen der Menstruation im Durchschnitt niedrigere Ferritinwerte haben. Das bedeutet allerdings nicht, dass Frauen weniger Eisen bräuchten als Männer. Ferner könnte Ferritin durch Entzündungen im Körper erhöht sein. Zusätzlichen Aufschluss gibt die Transferrinsättigung, die bei Eisenmangel niedrig ist. Ist dagegen die Transferrinsättigung erhöht, sollte die Ursache geklärt werden.

Wenn Eisenkapseln nicht vertragen werden oder der Hämoglobinwert schon erniedrigt ist, können Eiseninfusionen eine schnelle Alternative zu Kapseln und Tabletten sein. Falls Verstopfung das einzige Problem mit den Eisentabletten ist, hilft es möglicherweise schon, die Dosis zu reduzieren (Eisenkapseln lassen sich öffnen) oder zu einer anderen Tageszeit eine Extraportion Magnesium einzunehmen. Wenn Eisenpräparate trotz großzügiger Dosierung nicht richtig anschlagen, könnte es an einer unbehandelten Unterfunktion oder an einem Kupfermangel liegen (siehe S. 114).

Eisen aus tierischer Nahrung wird besser aufgenommen als pflanzliches Eisen. Viel Fleisch zu essen reicht aber nicht aus, um bereits geleerte Speicher wieder aufzufüllen: 100 Gramm Muskelfleisch enthalten nur wenige Milligramm Eisen, die nur zum Teil aufgenommen werden und allenfalls den Tagesbedarf decken. So ist es kein Wunder, dass ein niedriger Ferritinwert auch bei gesunden Frauen mit Menstruation nicht selten ist, selbst wenn sie fast täglich Fleisch essen.

Einnahme: Nüchtern mit einem Glas Wasser, 30 bis 60 Minuten vor dem Essen, getrennt von anderen Spurenelementen und Mineralien. Vitamin C kann zum Eisen genommen werden. Säfte zu Eisentabletten sind eher ungünstig, verbessern aber die Eisenaufnahme aus pflanzlicher Nahrung.

Zink

Zink ist wichtig für die Infektabwehr, bei Entzündungen und für die Wundheilung. Das Spurenelement ist aber noch an vielen weiteren Stoffwechselvorgängen beteiligt, zum Beispiel an der Vitamin-A-Bildung aus Betacarotin. Der tägliche Zinkbedarf liegt zwischen 5 und 25 mg, die Aufnahme aus Nahrungsmitteln ist hier schon eingerechnet. Bei Vegetariern ist ein Mangel eher zu erwarten als bei Fleischkonsumenten, denn tierische Produkte enthalten mehr und besser verfügbares Zink als Pflanzen.

Mögliche Hinweise auf einen Zinkmangel sind Müdigkeit, Haarausfall, brüchige und weißfleckige Nägel, empfindliche Schleimhäute, Appetitmangel, Störungen des Geruchs- und Geschmackssinns und morgendliche Übelkeit. Starker Zinkmangel kann sogar das Wachstum und die männliche Fruchtbarkeit beeinträchtigen. Wahrscheinlich kann ein starker Mangel in Verbindung mit anderen ungünstigen Einflüssen dazu beitragen, dass die Schilddrüse nicht optimal funktioniert und sich ein Kropf (Struma) entwickelt. Das soll aber nicht suggerieren, dass Zink zur alleinigen Struma-Therapie geeignet wäre. Manche Allergiker mit Heuschnupfen profitieren während der Pollen-Saison von Zink, ihre Symptome lassen etwas nach. Auch bei Neurodermitis sowie bei häufigen Erkältungen und Infekten könnte sich Zink günstig auswirken. Wenn eine Erkältung bereits ausgebrochen ist, macht Zink aber leider nicht schneller gesund.

Präparate, die 5 mg Zink enthalten, sind niedrig dosiert und für Gesunde gedacht. In der Komplementärmedizin sind 15 mg zur allgemeinen Vorbeugung eines Mangels üblich, was aber nicht bedeuten muss, dass das tatsächlich nötig ist. Wer einen erhöhten Zinkbedarf vermutet, zum Beispiel bei Hashimoto oder Diabetes, könnte aber schon eine derartige Tagesdosis nehmen. Was Menschen mit geschwächtem Immunsystem oder entzündlichen Erkrankungen angeht, wäre mehr Forschung zu deren tatsächlichem Zinkbedarf wünschenswert.

Die Zinkaufnahme kann bei entzündlichen Darmerkrankungen und einigen weiteren Krankheiten vermindert sein, wahrscheinlich auch bei einer unbehandelten Unterfunktion der Schilddrüse. Bei Frauen können hormonelle Verhütungsmittel sowie ein Mangel an Progesteron den Zinkbedarf erhöhen. Auch bei Depressionen und anderen psychischen Problemen könnte sicherheitshalber auf einen guten Zinkstatus geachtet werden. Und vor und nach Operationen ist Zink für die Wundheilung besonders wichtig.

Einnahme: Wenn möglich nüchtern, 30 bis 60 Minuten vor dem Essen mit einem Glas Wasser, getrennt von anderen Spurenelementen und Mineralien. Nicht alle Menschen vertragen Zink auf nüchternen Magen, einigen wird davon flau. Deshalb raten manche Hersteller generell dazu, Zink zum Essen einzunehmen, was aber die Aufnahme verschlechtert (Zinkmethionin ausgenommen). Manchmal hilft es auch schon, eine andere Zinkverbindung nüchtern zu versuchen.

Kupfer und Mangan

Eisen, Zink, Mangan und Kupfer werden im Darm auf demselben Weg aufgenommen. Wer regelmäßig Zink in hohen Dosierungen nimmt, könnte nach einiger Zeit sicherheitshalber die Kupferversorgung überprüfen lassen, ob ein Mangel vorliegt. Hier gibt es neben dem Serumwert auch einen Speicherwert (Coeruloplasmin). Manchen hoch dosierten Zinkpräparaten ist etwas Kupfer beigesetzt, was aber nicht für alle Menschen sinnvoll ist.

Normalerweise wird der Kupferbedarf über die Nahrung gedeckt, vor allem durch Innereien, Fisch, Nüsse, Hülsenfrüchte, Vollkornprodukte, Bierhefe und Kakao – also auch durch dunkle Schokolade. Ein Mangel kann aber bei entzündlichen Darmerkrankungen und bei Zöliakie vorkommen. Das wichtigste Mangelsymptom ist eine Anämie, die sich nicht allein durch Eisen therapieren lässt. Ferner können Pigmentstörungen der Haut und der Haare sowie einige weitere Symptome auftreten. Der Tagesbedarf liegt bei etwa 1 bis 3 mg.

Manganmangel und entsprechende Symptome sind beim Menschen selten. Dennoch wurden schon reduzierte Manganspiegel gemessen, unter anderem bei Diabetikern. Mangan ist für den Kohlehydrat-Stoffwechsel und für die Knochen wichtig. Das Spurenelement ist vor allem in pflanzlicher Nahrung enthalten, besonders reich an Mangan sind grüner und schwarzer Tee. Als täglicher Bedarf wurden 0,035 – 0,07 mg pro kg Körpergewicht ermittelt.

Vitamin C

Im Gegensatz zu den meisten Säugetieren kann der menschliche Körper das notwendige Vitamin C nicht selbst bilden, sondern muss es zu sich nehmen. Im Extremfall führt ein Mangel zu Skorbut, eine Unterversorgung ist aber auch schon vorher möglich. Natürliche Vitamin-C-Quellen sind Zitrusfrüchte, Kiwi, Paprika, Kohlrabi und weitere Obst- und Gemüsearten, außerdem frische Kräuter und Keimlinge. Auch Kartoffeln, die nicht lange gelagert wurden, tragen ein wenig zur Vitamin-C-Versorgung bei. Beim Kochen geht knapp die Hälfte des Vitamins verloren. Vitamin C verbessert die Aufnahme von Eisen aus der Nahrung, bei Eisenpräparaten kommt es auf die chemische Eisenverbindung an, ob Vitamin C hilft. Bei Erkältungen bringt zusätzliches Vitamin C normalerweise nichts.

Der Tagesbedarf an Vitamin C wird sehr kontrovers diskutiert. Die Deutsche Gesellschaft für Ernährung empfiehlt 100 mg pro Tag, diese Menge könnte über eine ausgewogene Ernährung aufgenommen werden. In der orthomolekularen Medizin sind deutlich höhere Tagesdosen von 500 mg bis mehreren Gramm üblich, was nicht heißen muss, dass das notwendig ist. Eine bedenkliche Überdosierung ist nicht bekannt, allerdings könnten mehrere Gramm auf einmal Durchfall auslösen und den Magen reizen.

Vitamin C wird in Drogeriemärkten günstig in Pulverform angeboten und kann in Getränke eingerührt werden, zum Beispiel ein Messlöffelchen (80 bis 100 mg) auf ein Glas Wasser. Deutlich höhere Konzentrationen könnten den Zahnschmelz angreifen – Vitamin C ist ja eine Säure, nämlich Ascorbinsäure. Deshalb sollte das Pulver nicht auch noch in saure Säfte eingerührt werden. Ein Sonderfall ist gepuffertes Vitamin C, sein pH-Wert liegt im neutralen Bereich und schadet den Zähnen nicht.

Einnahme: In kleinen Portionen über den Tag verteilt. Vitamin C kann mit fast allen Vitaminen, Mineralien und Spurenelementen genommen werden. Eine Ausnahme ist Natriumselenit: Diese Selenverbindung wird durch Vitamin C zerstört.

B-Vitamine

B-Vitamine sind wichtig für die Verdauung, das Immunsystem, das Nervensystem, das Gedächtnis, die Psyche – entsprechend vielfältig könnten die Symptome eines Mangels ausfallen. Zwischen verschiedenen B-Vitaminen gibt es Wechselwirkungen, sodass ein Mangel recht selten allein kommt und eine kombinierte Einnahme oft sinnvoll ist. Bei chronischen Erkrankungen kann der Bedarf an B-Vitaminen erhöht sein. Auch die Anti-Baby-Pille und Alkohol gelten als Vitamin-B-Räuber.

Diabetes erhöht besonders den Bedarf an Vitamin B1. Auch bei Depressionen oder Schmerzen kann eine Extraportion B1 versucht werden, die Empfehlungen zur Dosis gehen aber weit auseinander. Vitamin B5 (Panthothensäure) gilt als besonders wichtig bei Stress und Cortisolmangel. In solchen Fällen können Sie passende Monopräparate zusätzlich zu einem maßvoll dosierten B-Komplex einnehmen.

Eine fehlende Traumerinnerung kann ein Hinweis auf einen B6-Mangel sein – das bedeutet nicht, dass jemand nichts träumt, sondern dass morgens die Erinnerung daran fehlt, weil das Kurzzeitgedächtnis die Information nicht behält. Das Vitamin B6 spielt auch eine Rolle bei der Aufnahme und Nutzung mancher Mineralien. Hoch dosiertes B6 sollte nicht am Abend genommen werden, weil es den Schlaf stören könnte. Regelmäßig eingenommen, können Vitamin-B6-Tagesdosen ab etwa 50 mg zu weiteren Nebenwirkungen führen. Vitamin-B-Komplexe mit hohen Dosierungen, wie sie zum Beispiel aus den USA importiert werden, sind also nicht empfehlenswert.

Einnahme: Je nach Verträglichkeit zwischen den Mahlzeiten oder direkt zum Essen, aktivierte B-Vitamine besser nüchtern. Mehrere kleine Portionen über den Tag verteilt sind wirksamer als eine große. Vitamin-B-Kapseln können geöffnet und das Pulver in Wasser oder Saft aufgelöst werden. B-Vitamine vertragen sich mit allen anderen Vitaminen und Mineralien.

Folsäure

Eine Unterversorgung mit Folsäure kommt häufig vor. Die durchschnittliche Zufuhr liegt in Deutschland bei 200 µg täglich, die Deutsche Gesellschaft für Ernährung (DGE) empfiehlt allerdings 400 µg. Folsäure zusätzlich einzunehmen, ist zum Beispiel bei einer Unverträglichkeit von Fruchtzucker (Fruktose) oft sinnvoll: Außer in Innereien, Weizenkeimen und Hefe ist Folsäure auch in Gemüse und Blattsalaten enthalten, und davon essen manche Menschen mit Beschwerden durch Fruktose eher wenig. Auch bei psychischen und neurologischen Erkrankungen wird manchmal Folsäure empfohlen. Wenn allerdings ein Verdacht auf Vitamin-B12-Mangel (siehe nächstes Kapitel) besteht, sollten Sie erst diesen Mangel abklären und behandeln lassen, bevor Sie Folsäure einnehmen. Besonders bei Frauen mit Kinderwunsch spielt das eine Rolle.

Folsäure ist in gängigen Vitamin-B-Präparaten enthalten, üblich sind dabei 200 bis 600 µg pro Kapsel. Für Frauen mit Kinderwunsch sowie für das erste Schwangerschaftsdrittel empfiehlt die DGE 800 µg, für die restliche Schwangerschaft und die Stillzeit 600 µg. Der in der Nahrung enthaltene Anteil ist mitgerechnet.

Vitamin B12

Vitamin B12 ist ein Sonderfall unter den B-Vitaminen, weil es über Monate und Jahre im Körper gespeichert wird. Den Vitamin-B12-Wert können Sie im Labor überprüfen lassen. Wenn er im unteren Drittel des Referenzbereichs oder gar an der Untergrenze liegt, was bei Hashimoto-Thyreoiditis und Unterfunktion nicht so selten ist, sollten die Reserven unbedingt aufgebessert werden. Im Blutbild zeigt sich ein B12-Mangel erst sehr spät, bis dahin könnten schon die ersten Nervenschäden entstanden sein.

Ein B12-Mangel kann vielfältige Symptome verursachen und im Extremfall irreparable neurologische Schäden mit sich bringen. Typische Beschwerden sind Zungenbrennen, rissige Mundwinkel, wenig Appetit, verringerte Konzentration und Leistungsfähigkeit, erhöhte Reizbarkeit sowie neurologische Symptome wie Kribbeln und pelziges Gefühl. Schon ein latenter Mangel kann psychische Symptome wie depressive Verstimmungen begünstigen. Alte Menschen und Alkoholiker sind besonders häufig betroffen.

Wer sich komplett pflanzlich (vegan) ernährt, nimmt kaum Vitamin B12 auf und sollte es rechtzeitig als Nahrungsergänzung einnehmen, bevor es zu Beschwerden kommt. Auch unter gemäßigten Vegetariern ist ein Mangel nicht selten. Menschen, die an einer Autoimmungastritis (Typ-A-Gastritis) leiden, müssen regelmäßig Vitamin B12 spritzen oder sehr hoch dosierte Präparate einnehmen, weil ihr Verdauungstrakt das Vitamin kaum aufnehmen kann. Auch bei manchen Darmerkrankungen kann die Aufnahme vermindert sein, ebenso durch Blutzucker senkende Medikamente mit dem Wirkstoff Metformin.

B12-Spitzen können auch unabhängig von einer Autoimmungastritis eingesetzt werden, um einen bereits vorhandenen Mangel rasch auszugleichen. Als Erhaltungsdosis reicht danach oft der B12-Anteil eines Vitamin-B-Komplexes, der allerdings von Hersteller zu Hersteller sehr unterschiedlich ausfällt. Bei hohen Dosierungen wird weniger B12 aufgenommen und mehr davon ausgeschieden. Vitamin B12 ist in verschiedenen Verbindungen auf dem Markt. Fast immer wird Cyanocobalamin verwendet, allerdings sollen Methylcobalamin (zur Einnahme) und Hydroxocobalamin (zum Spritzen) besser wirksam sein. Welches Präparat Sie auch einnehmen – nach einiger Zeit sollte der B12-Wert wieder überprüft und die weitere Anwendung darauf abgestimmt werden. Wenn der B12-Wert nach der Behandlung eines Mangels für eine Weile über dem Referenzbereich liegt, ist das aber kein Problem.

Einnahme: Am besten nüchtern, 30 bis 60 Minuten vor dem Essen, falls ein Mangel ausgeglichen werden muss. Vitamin B12 darf zusammen mit allen anderen Vitaminen sowie Mineralien und Spurenelementen eingenommen werden.

Vitamin D

Das vielleicht Spannendste zum Schluss: Vitamin D. Diesen Stoff kann der Körper selbst herstellen, wenn die unbekleidete Haut genug Sonnenlicht erhält. Dabei kommt es auf die UV-B-Strahlung an. Doch im Spätherbst und im Winter reicht die Sonnenstrahlung in Mitteleuropa nicht aus, die Sonne steht zu tief. Dann werden die im Sommer gebildeten Reserven allmählich aufgebraucht, sodass fast alle Menschen im Spätwinter einen messbaren Mangel haben, auch Kinder. Besuche im Solarium tragen nur dann zur Vitamin-D-Bildung bei, wenn die Röhren UV-B abstrahlen.

Diejenigen, die sich im Sommerhalbjahr konsequent mit Kleidung oder Sonnencreme vor intensiver Sonne schützen, haben geringere Vorräte als andere, die einer stärkeren Sonnenstrahlung ausgesetzt waren. Auch dunkle Haut schützt teilweise vor der Strahlung und erhöht in Mittel- und Nordeuropa die Wahrscheinlichkeit, nur schlecht mit Vitamin D versorgt zu sein. Außerdem haben Patienten, die von einer Autoimmunerkrankung der Schilddrüse betroffen sind, häufiger einen Mangel als Gesunde.

Vitamin D ist in einigen tierischen Nahrungsmitteln wie fettem Seefisch in mäßigen Mengen enthalten, in pflanzlichen fast gar nicht. Vitamin D ist aber unverzichtbar, damit der Körper ausreichend Kalzium aufnehmen kann. Wenn Vitamin D knapp wird, produzieren die Nebenschilddrüsen mehr Parathormon. Das hat zur Folge, dass fehlendes Kalzium den Knochen entzogen wird, um den Kalziumwert im Blut stabil zu halten. Ein Mangel an Vitamin

D kann also auf lange Sicht zu einer verminderten Knochendichte (Osteopenie) und als Spätfolge zu einer Osteoporose führen. Ein Mangel kann leichte Knochenschmerzen mit sich bringen, schon lange bevor es zur Osteoporose kommt. Doch häufiger ist ein Mangel gar nicht direkt spürbar.

Saisonaler Vitamin-D-Mangel ist wahrscheinlich ein Grund für häufigere Erkältungen im Winterhalbjahr. Denkbar wäre auch ein Zusammenhang mit Winterdepressionen und Frühjahrsmüdigkeit. Die Wirkungen sind noch nicht vollständig erforscht. Möglicherweise wirkt sich Vitamin D günstig auf Autoimmunerkrankungen aus – vielleicht haben Betroffene auch nur häufiger einen Mangel, der aber so oder so behandelt werden sollte.

Dennoch wird Vitamin D von vielen Ärzten nicht beachtet, oder erst dann, wenn bereits gesundheitliche Schäden entstanden sind. Mancher Arzt erklärt gar einen im Labor eindeutig festgestellten Vitamin-D-Mangel für „im Winter ganz normal" – in diesem fatalistischen Sinn wäre aber auch eine Osteoporose „ganz normal". Wenn Sie sich das ersparen möchten, müssen Sie möglicherweise selbst mehr Verantwortung für Ihre Gesundheit übernehmen und sich um die Vorbeugung kümmern.

Vitamin-D-Tabletten mit einer Dosis von 1.000 IE (Internationale Einheiten, 1.000 IE sind 25 µg) können ohne ärztliches Rezept in deutschen Apotheken gekauft werden. Sie eignen sich als Erhaltungsdosis, um einem starken Mangel vorzubeugen, eine Überdosierung ist damit auch bei Jugendlichen nicht möglich. Auch 2.000 Einheiten pro Tag gelten neuerdings als unbedenklich. Besser ist es aber, die Dosierung an den individuellen Bedarf anzupassen, der auch über 2.000 IE pro Tag liegen könnte, und das geht nicht ganz ohne Labormessungen. Menschen mit einem hohen Anteil an Körperfett brauchen tendenziell mehr Vitamin D als schlanke Menschen.

In den letzten Jahren ist das Thema durch Fernsehberichte und Buchveröffentlichungen bekannter geworden. Viele Menschen, die jetzt über Vitamin D informiert sind, nehmen im Winterhalbjahr welches ein. Am Ende des Winters kann im Labor überprüft werden, ob die vorbeugend eingenommene Dosis tatsächlich genügt hat. Wenn das nicht der Fall ist, kann der Mangel gezielt mit einer höheren Therapiedosis ausgeglichen werden. Im nächsten Winterhalbjahr kann eine etwas höhere Erhaltungsdosis eingenommen werden als im Vorjahr. Manche Menschen brauchen sogar eine ganzjährige Vitamin-D-Substitution, vor allem solche, die im Sommerhalbjahr kaum Sonne tanken. Deshalb kann es sinnvoll sein, schon zum Herbstbeginn zu testen, wie es um die persönlichen Reserven bestellt ist.

Ihren Vorrat an Vitamin D können Sie anhand des Speicherwertes 25-OH-Vitamin-D (= 25-Hydroxy-Vitamin-D) feststellen lassen. Der andere Vitamin-D-Wert (1,25-Di-OH-Cholecalciferol = 1,25-Dihydroxy-Vitamin-D) ist nicht notwendig, er ist sowieso meistens zum Ausgleich erhöht, wenn die Reserven knapp sind. Wer bereits Vitamin D einnimmt, sollte es mindestens eine Woche vor der Blutentnahme absetzen. Es ist möglich, diesen Laborwert als Leistung der gesetzlichen Kassen in Deutschland zu erhalten, wenn Sie eine Vorerkrankung wie Hashimoto haben. Meistens sind Facharztpraxen eher bereit als Hausärzte, Vitamin D tatsächlich zu untersuchen. Wer selbst zahlt, muss mit etwa 30 Euro rechnen (aber Vorsicht – wenn der zu diesem Zweck unnötige 1,25-Di-OH-Wert dabei ist, wird es erheblich teurer).

Wo sollte Ihr Vitamin-D-Wert liegen? Um optimal versorgt zu sein, sollte der maßgebliche 25-OH-Vitamin-D-Wert etwa zwischen 30 und 50 ng/ml betragen, das entspricht 75 bis 125 nmol/l. Vorbeugend empfehlen manche Privatärzte neuerdings deutlich höhere Werte bis zu 80 ng/ml, sie orientieren sich dabei an natürlichen Vitamin-D-Spiegeln in südlichen Ländern. Sehr hohe Werte könnten jedoch ungünstige Wirkungen haben und sollten besser vermieden werden. Eine Vergiftung mit Vitamin D brauchen Sie bei gängiger Anwendung aber nicht fürchten: Dafür müssten Werte von 100 ng/ml oder 250 nmol/l weit überschritten werden.

Um einen Mangel zu therapieren, wäre eine Tagesdosis von 1.000 IE (25 µg) auch für Menschen mit mäßigem Bedarf zu wenig. Höhere Dosierungen mit mehreren tausend IE pro Kapsel können ärztlich verschrieben oder im Internet bestellt werden. Sehr hoch dosierte Präparate, die pro Kapsel 10.000 IE oder mehr enthalten, werden normalerweise nicht täglich eingenommen, zumindest nicht über lange Zeit. Die Reserven aufzufüllen kann je nach Tagesdosis und Ausmaß des Mangels einige Monate dauern. Danach ist es sinnvoll, den Speicherwert erneut zu kontrollieren und über die weitere Dosierung zu entscheiden.

Hohe Tagesdosen können lästige Nebenwirkungen haben, wobei die Symptome an einen Magnesiummangel erinnern. Das gilt vor allem für so genannte Schnellaufsättigungen, die in nur fünf bis zehn Tagen einen starken Mangel komplett beseitigen – eine derartige Rosskur kann unangenehme Beschwerden mit sich bringen. Möglich sind zum Beispiel Schlafstörungen und sogar ein verkrampftes Gefühl im Herzen, denn auch das Herz ist ein Muskel, der Magnesium braucht.

Auch die Laborwerte Kalzium, Phosphat und Parathormon sind einen genaueren Blick wert: Vitamin D sollte nicht bei erhöhtem Kalziumspiegel (Hypercalcämie) in Kombination mit erhöhtem Parathormon eingenommen werden. Diese Wertekonstellation ist typisch für eine Überfunktion der Nebenschilddrüse (primärer Hyperparathyreoidismus). Erhöhtes oder hoch-normales Parathormon und dazu ein unauffälliger oder erniedrigter Kalziumwert können dagegen bei starkem Vitamin-D-Mangel vorkommen, in diesem Fall ist Vitamin D die richtige Therapie. Sicherheitshalber können Sie vor der Vitamin-D-Einnahme zumindest den Kalzium- und Phosphatwert untersuchen lassen, das sollte in der Hausarztpraxis kein Problem sein.

Einnahme: Vitamin D ist fettlöslich, die Präparate nehmen Sie deshalb zu einer Hauptmahlzeit ein. Hoch dosiertes Vitamin D wird von manchen Menschen besser vertragen, wenn sie in der Zeit der Therapie zusätzlich Magnesium einnehmen, wobei das nicht zur selben Tageszeit sein muss. Außerdem ist es sinnvoll, auf kalziumreiche Nahrung zu achten.

Teil 7: Linksammlung

Hier finden Sie ausgewählte Links rund um die Schilddrüse, außerdem Links zu weiterführenden medizinischen Themen und diversen Beratungsangeboten.

Informationen zur Schilddrüse

Schilddrüsenunterfunktion?
Website zu diesem Ratgeber mit Blog und Newsletter
www.schilddruesen-unterfunktion.de

Hashimoto-Thyreoiditis – ärztliche Informationen
www.hashimotothyreoiditis.de

Schilddrüsenguide
Pädagogin und Patientin Nicole Rolfsmeier
www.schilddruesenguide.de

KIT – Kompetenznetz Immunthyreopathien
Patientennetzwerk mit Selbsthilfegruppen-Liste
www.kit-online.org

Schilddrüsengruppe Schweiz
www.schilddruesen.ch

Die Schmetterlinge e.V.
Schilddrüsenbundesverband
www.sd-bv.de

Ohne Schilddrüse leben e.V.
Bundesverband Schilddrüsenkrebs
www.sd-krebs.de

Deutsche Gesellschaft für Endokrinologie (DGE)
www.endokrinologie.net

Friendly Fire. Evolutionsbiologie der Autoimmunkrankheiten.
Buchblog der Biologin Andrea Kamphuis
www.autoimmunbuch.de

Thyroid Disease Information
Seiten der Patientin und Autorin Mary Shomon (USA)
www.thyroid.about.com

Tired Thyroid – Seiten einer Patientin aus den USA
www.tiredthyroid.com

Thyroid Research – Fachzeitschrift
www.thyroidresearchjournal.com

Diverses zu Medizin und Gesundheit

Schweizer Ärzteverzeichnis mit Medizinratgeber
www.doktor.ch

Österreichisches Ärzteverzeichnis
www.arztverzeichnis.at

Internisten im Netz (Deutschland)
www.internisten-im-netz.de

Frauenärzte im Netz (Deutschland)
www.frauenaerzte-im-netz.de

Europäische Endometriose-Liga
www.endometriose-liga.eu

Deutsche Gesellschaft für Ernährung
www.dge.de

DiabSite – unabhängiges Diabetesportal
www.diabsite.de

Rheuma Online
www.rheuma-online.de

SmokeFreeeProject – Freiheit statt Abhängigkeit
www.smokefreeeproject.com/de

Krebsinformationsdienst
www.krebsinformation.de

Forum Krebs-Kompass
www.krebs-kompass.org

Beratung und Information

Reprotox
Medikamentenberatung in Schwangerschaft und Stillzeit
www.reprotox.de

Pro Familia – Beratung zu Sexualität, Partnerschaft, Schwangerschaft, Familienplanung in Deutschland
www.profamilia.de

Frauengesundheitszentren in Deutschland
www.frauengesundheitszentren.de

Frauengesundheitszentren in Österreich
www.fgz.co.at/Netzwerke.85.0.html

Frauenberatungszentrum Bern
www.frauenberatungszentrum.ch

Kontakt- und Informationsstelle für Selbsthilfegruppen
www.nakos.de

Selbsthilfe Schweiz
www.selbsthilfeschweiz.ch

IgeL-Monitor
Individuelle Gesundheitsleistungen auf dem Prüfstand
www.igel-monitor.de

Unabhängige Patientenberatung in Deutschland
www.upd-online.de

Patientenrechte und -anwaltschaft (Österreich)
www.patientenanwalt.com

Verbraucherzentralen in Deutschland
www.verbraucherzentrale.de

Verein für Konsumenteninformation (Wien)
www.verbraucherrecht.at

Tacheles (Verein in Deutschland)
Informationen über Arbeitslosengeld II und Sozialhilfe
www.tacheles-sozialhilfe.de

Aktive Arbeitslose (Verein in Österreich)
www.aktive-arbeitslose.at

Telefonseelsorge Deutschland
www.telefonseelsorge.de

Telefonseelsorge Österreich
www.telefonseelsorge.at

Sorgentelefon Schweiz
www.143.ch

Teil 8: Literaturverzeichnis

Das Literaturverzeichnis enthält wissenschaftliche Studien, sonstige Fachliteratur, Ratgeber und diverse Online-Quellen, die in irgendeiner Weise in das Buch eingeflossen sind. Die Nennung ist also nicht unbedingt als Zustimmung oder Empfehlung gedacht.

Allgemeines zur Schilddrüse und zu Hashimoto

Allolio, Bruno; Schulte, Heinrich M. (Hrsg.): Praktische Endokrinologie. Urban & Fischer Verlag, 2. Auflage, München 2010. 708 S.

Bieglmayer, C.; Buchinger, W. et al: Labordiagnostischer Leitfaden zur Abklärung von Funktionsstörungen und Erkrankungen der Schilddrüse. Wiener Klinische Wochenschrift 2008; 120 (11-12): S. 370-382.

Brakebusch, Leveke; Heufelder, Armin: Leben mit Hashimoto-Thyreoiditis. Ein Ratgeber. Zuckerschwerdt Verlag, Germering 2010. 228 Seiten.

Fachgruppen Nuklearmedizin Wien und Niederösterreich: Schilddrüsen Konsens Autoimmunthyreoiditis (chronisch-lymphozytäre Thyreoiditis, Hashimoto Thyreoiditis). 15 Seiten.

Heufelder, Armin E.; Hofbauer, Lorenz C.: Die Thyreoiditiden: Aktueller Stand der Pathogenese, Diagnostik und Therapie. Deutsches Ärzteblatt 1998, Jg. 95, Heft 9, S. A-466-476.

Hotze, Lothar-Andreas: Schilddrüse. Mehr wissen – besser verstehen. Der Weg zur sicheren Diagnose und den besten Therapien. Trias Verlag, Stuttgart 2008, 199 Seiten.

Kapor, D.; Jones, T.H.: Smoking and hormones in health and endocrine disorders. European Journal of Endocrinology 2005, 152, S. 491-499.

Leibold, Gerhard: Schilddrüsenkrankheiten. Vorbeugung, Ursachen, Symptome und ganzheitliche Behandlung. Weltbild Verlag, Augsburg 2010. 142 Seiten.

Meng, Wieland: Schilddrüsenerkrankungen. Urban & Fischer Verlag, 4. Auflage, München 2002. 152 Seiten.

Rabuffetti, Clementina: Hashimoto-Thyreoiditis. Angriff auf die Schilddrüse. Natur und Heilen 05/2011, S. 37–45.

Schnedl, Wolfgang: 100 Jahre Hashimoto-Thyreoiditis. Arzt & Praxis 2013, Nr. 991, S. 12-14.

Spelsberg, Fritz, und Negele, Thomas: Ärztlicher Ratgeber Schilddrüse. Wort & Bild Verlag, Baierbrunn 2005. 6. Auflage, 252 Seiten.

Die Hashimoto-Thyreoiditis und ihre Auslöser
Feldkamp, Joachim: Morbus Basedow und Hashimoto-Thyreoiditis. Pharmazeutische Zeitung 2006, Heft 6.
Schmidt, Christian: Wenn das Immunsystem Amok läuft. NZZ am Sonntag 27.01.2008, S. 73.
Staii, Anca et al: Hashimoto thyroiditis is more frequent than expected when diagnosed by cytology which uncovers a pre-clinical state. Thyroid Research 2010, Vol. 3.

Wie wird eine Unterfunktion festgestellt?
Biondi, Bernadette: The Normal TSH Reference Range: What has Changed in the Last Decade? The Journal of Clinical Endocrinology & Metabolism. September 2013, Vol. 98 no. 9, 3584-87.
Hotze, Lothar-Andreas: Kontroverse um den TSH-Normbereich. Newsletter 20/2006.
Laborlexikon.de: TSH basal.
Rahimi-Laridjani, Iradj: Früherkennung durch niedrigen Grenzwert. Diskussionsbeitrag, Deutsches Ärzteblatt 2007; Jg. 104, Heft 14.
Shomon, Mary: The TSH Reference Range Wars: What Is „Normal“, Who Is Wrong, Who Is Right... About.com Thyroid Disease, Stand: 10.06.2006.
Völzke H: Reference intervals of serum thyroid function tests in a previously iodine deficient area. Thyroid 2005, vol. 15 no. 3, S. 279–88.

Weitere Laborwerte: Freie Hormone
Beydoun, M.A. et al.: Thyroid hormones are associated with cognitive function: moderation by sex, race, and depressive symptoms. The Journal of Clinical Endocrinology & Metabolism 2013, vol. 98 no. 8, S. 3470.

Schilddrüsen-Antikörper
Brakebusch, Leveke: Das Immunsystem und seine Irrtümer: Antikörper. Hashimotothyreoiditis.de
Berger, Jutta: „Es ist eine Puzzleteil-Diagnose“. Der Standard, 09.02.2009, S. 19.

Ultraschall (Sonografie)
Anderson, L. et al: Hashimoto thyroiditis: Part 1, sonographic analysis of the nodular form of Hashimoto thyroiditis. AJR American Journal of Roentgenology 2010 Jul, vol. 195 no. 1, S. 208-15.
Buchinger, Wolfgang: Vergrösserung der Schilddrüse (Kropf, Struma). Netdoktor.at.

Szintigrafie
Anderson, L. et al: Hashimoto thyroiditis: Part 2, sonographic analysis of benign and malignant nodules in patients with diffuse Hashimoto thyreoiditis. AJR American Journal of Roentgenology_2010 Jul, vol. 195 no. 1, S. 216-22.
Zettinig, Georg: Feinnadelpunktion der Schilddrüse. Nuklearmedizin.org
Solitäre Schilddrüsenknoten sind immer einen Blick wert. Ärztezeitung, 25.05.2005.

Oder doch Jodmangel?
Arnold, Claudia: Ausgewählte Supplemente in Lebensmitteln, insbesondere Iod, Fluor und Folat. Diplomarbeit im Fach Oecotrophologie. Mönchengladbach 2004.
Bundesamt für Risikoforschung: Nutzen und Risiken der Jodprophylaxe in Deutschland. Stellungnahme, Stand 01.06.2004.
Deutsche Gesellschaft für Endokrinologie: Weltweit größte Studie zur Therapie von Schilddrüsenknoten jetzt veröffentlicht. Pressemitteilung vom 18.07.2011.
Fiore, Emilio; Vitti, Paolo: Serum TSH and Risk of Papillary Thyroid Cancer in Nodular Thyroid Disease. The Journal of Clinical Endocrinology & Metabolism. 25.01.20012, jc. 2011-2735.
Hampel, R. et al: Urinary iodine excretion in adults in Germany 2005 meets WHO target. In Exp Clin Endocirnol Diabetes. 2010 Apr, vol. 118 no. 4, S. 254-7. Epub 2009 Dec 8.
Test: Jod in Gemüsealgen. Schock aus dem Meer. Test 2002, Heft 9, S. 18-21.

So erfahren Sie, was Sache ist
Bohsem, Guido: Patientenrechte: Länder fordern mehr Schutz gegen Ärztepfusch. Süddeutsche.de, 18.11.2011.
Nienhaus, Lisa: Patienten an die Macht. Frankfurter Allgemeine Sonntagszeitung, 26.6.2011, S. 26-27.

Thyroxin trotz normaler Werte?
Beydoun, M.A. et al.: Thyroid hormones are associated with cognitive function: moderation by sex, race and depressive symptoms. The Journal of Clinical Endocrinology & Metabolism. August 2013, Vol. 98 no. 8, 3470-81.
Brakebusch, Leveke: Hormonelle Therapie. Hashimotothyreoiditis.de
Fiore, Emilio; Vitti, Paolo: Serum TSH and Risk of Papillary Thyroid Cancer in Nodular Thyroid Disease. The Journal of Clinical Endocrinology & Metabolism. 25.01.20012. jc. 2011-2735.

Guclu, Feyzullah et al: Down-regulation of the auto-aggressive processes in patients with hypothyroid Hashimoto's thyroiditis following substitutive treatment with L-thyroxine. European Cytokine Network. March 2009, vol. 20 no. 1, S. 27-32.

Welches Hormonpräparat?

Krehan, Arne; Dittmar, Manuela; Hoppen, Andre; Lichtwald, Klaus; Kahaly, George J.: Randomisierte, doppelblinde Crossover-Studie zur Bioverfügbarkeit von Levothyroxin. Medizinische Klinik, September 2002, Vol. 97 Nr. 9, S. 522-527.
Präparate-Hopping ist bei Thyroxin nicht ohne – und spart nichts. Ärztezeitung, 01.08.2007.

Die erste Zeit mit Thyroxin

Bailey, David G.: Fruit juice inhibition of uptake transport: a new type of food-drug interaction. British Journal of Clinical Pharmacology 2010 Nov.; vol. 70 no. 5, S. 645–655.
Benvega, S. et al: Altered intestinal absorption of L-thyroxine caused by coffee. Thyroid 2008, vol. 18 no. 3, S. 293-301.
Gerdemann, Andrea, Griese, Nina, Schulz, Martin: Schilddrüsenhormone und polyvalente Kationen. Pharmazeut. Zeitung 2007, Heft 45.

Blutentnahme und Bedeutung der Werte

Rolfsmeier, Nicole: „Ist das TSH normal – fühlt der Patient sich optimal ..." Schilddruesenguide.de
TSH-Wert im unteren Normbereich ist o.k. Ärztezeitung, 17.01.2007.

Dosisanpassungen

Derwahl, Karl-Michael: Schilddrüsenhormon-Substitution. Es gilt, die „Wohlfühldosis" zu finden. Ars Medici 2008, Heft 18, S. 794-796.
Shomon, Mary: Checklist: Symptoms of Overmedication. About.com Thyroid Disease, Stand 18.05.2006.
Shomon, Mary: The Ten Things A Thyroid Patient Should Never Do. About.com Thyroid Disease, Stand 29.01.2012.

Hormoneinstellung bei Mischformen

Brakebusch, Leveke; Heufelder, Armin: Leben mit Morbus Basedow. Ein Ratgeber. Zuckerschwerdt Verlag, Germering 2011. 196 Seiten.
Brokken, Leon J. S., Wiersinga, Wilmar M., Prummel, Mark F.: Thyrotropin Receptor Autoantibodies are Associated with Continued Thyrotropin Suppression in Treated Euthyroid Graves' Disease Patients.

The Journal of Clinical Endocrinology & Metabolism. September 2003 vol. 88 no. 9, S. 4135-4138.
Umar, H.; Muallima, N.; Adam, JM, Sanusi, H.: Hashimoto's thyroiditis following Graves' disease. Acta medica Indonesiana 2010; vol. 42 no. 1, S. 31-35.

Hormone nach Entfernung der Schilddrüse

Schäffler, Andreas: Substitutionstherapie nach Operationen an Schilddrüse und Nebenschilddrüsen. Deutsches Ärzteblatt 2010, 107. Jg., Heft 47, S. 827-34.

Umwandlung und T3

Hypothyreose: Manche Patienten brauchen außer T4 auch T3. Ärztezeitung, 09.08.2010.

Das TSH-Dilemma

Nehls, Volker: Osteoporose bei Schilddrüsenüberfunktion. Immunendokrinologie.de
Rolfsmeier, Nicole: Supprimiertes TSH & Osteoporoserisiko. Schilddruesenguide.de
Zettinig, G.: Hypothyreose und Herz. Acta Medica Austriaca 2003, Heft 4, S. 100-102.

Schwangerschaft und Geburt

Bals-Pratsch, M., Reichel, S., Seifert, B., Zietz, B.: Autoimmunthyreopathie und Kinderwunschbehandlung – Überlegungen zu einem empirischen Konzept. Journal für Reproduktionsmedizin und Endokrinologie 2005; 2. Jg. Heft 2, S. 90-95.
Fachgruppen Nuklearmedizin (KN, NÖ, OÖ, Stmk, Wien): Schilddrüsenkonsens Schilddrüse und Schwangerschaft. 2009. 10 Seiten.
Grossmann, M. et al.: Measuring thyroid peroxidase antibodies on the day nulliparous women present for management of miscarriage: a descriptive cohort study. Reproductive Biology and Endocrinology 2013, vol. 11 no. 40.
Hormon.org und Österreichische Ärztezeitung Nr. 7, 10.4.2009.
Hintze, Gerhard; Fink, Heike: Aktuelle Schilddrüsendiagnostik und -therapie bei Fertilitätsstörungen und Schwangerschaft. Hamburger Ärzteblatt, 2004, Heft 12, S. 576-578.
Hoffmann, Swetlana: Häufigkeit von Schilddrüsenfunktionsstörungen bei Frauen vor und nach einer Sterilitätsbehandlung bzw. in der Schwangerschaft. Dissertation der Medizin. Hamburg 2010. 45 Seiten.

Hollis, Bruce W.: Vitamin D Requirement During Pregnancy and Lactation. Journal of Bone and Mineral Research. December 2007, vol. 22, Issue Supplement S2, V39-V44.
Negro, Roberto et al: Increased Pregnancy Loss Rate in Thyroid Antibody Negative Women with TSH Levels between 2.5 and 5.0 in the First Trimester of Pregnancy. The Journal of Clinical Endocrinology & Metabolism. September 2010 vol. 95 no. 9, E44-E48. - Zusammenfassung: Schwangerschaft: TSH-Wert und Fehlgeburt-Risiko. Aerzteblatt.de, 01.07.2010.
Redmond, G.P.: Thyroid disfunction and women's reproductive health. Thyroid 2004; vol. 14 (Supplement 1): S. 5-15.
Wijnen, H.A. et al.: Maternal thyroid hormone concentration during late gestation is associated with foetal position at birth. Clinical Endocrinology 2009, vol. 71 no. 5, 746-751.
Zetting, G., Buchinger, W.: Schilddrüse und Schwangerschaft. Journal für Klinische Endokrinologie und Stoffwechsel – Austrian Journal of Clinical Endocrinology and Metabolism 2009, vol. 2 no. 1, S. 12-16.

Hashimoto bei Kindern

Bartens, Werner: Ritalin für Vierjährige. Süddeutsche.de, 25.10.2011.
Hashimoto-Thyreoiditis und Morbus Basedow: Diskussionsforum Kinder und Jugendliche. Ht-mb.de/forum

Cortisolmangel und Erschöpfung

Beckmann, Frankziska: Sind blanke Nerven angeboren? Berliner Zeitung, 20.9.2000.
Bieger, Wilfried P.: Dr. Bieger spricht zum Thema Burnout. Video auf Dr-bieger.de
Dettmer, Markus; Shafy, Samiha; Tietz, Janko: Volk der Erschöpften. Der Spiegel, 2011, Heft 4, S. 114-122.
Faust, Volker: Das Burnout-Syndrom und seine Folgen. Psychosozialegesundheit.net
Haskell, Alexander: Progesterone & Cortisol with Hashimotos. Video auf Hopeforhashimotos.com
Kakiashvili, T., Leszek, J., Rutkowski, K.: The medical perspective of burnout. International Journal of Occupational Medicine and Environmental Health 2013, vol. 26 no. 3, S. 401-12.
Kramer, Bernd: Volkskrankheit: „Burnout ist eine Ausweichdiagnose“. Karrierespiegel, 24.11.2011. Spiegel.de
Lam, Michael: Comprehensive Adrenal Fatigue Article. Drlam.com
Merkle, Rolf: Burnout Syndrom - Ursachen und Symtome. Palverlag.de

Netzwerk Hypophysen- und Nebennierenerkrankungen e. V.: Informationsbroschüre Morbus Addison für Patienten (PDF, 43 Seiten). Glandula-online.de
Netzwerk Hypophysen- und Nebennierenerkrankungen e. V.: Informationsbroschüre Hypophyseninsuffizienz für Patienten (PDF, 46 Seiten). Glandula-online.de
Strienz, Joachim: Nebennierenunterfunktion. Stress stört die Hormon-Balance. Ein Ratgeber für Patienten. Zuckerschwerdt Verlag, Germering 2010. 116 Seiten.
Wilson, James L.: Grundlos erschöpft? Nebennieren-Insuffizienz – das Stress-Symptom des 21. Jahrhunderts. Goldmann Verlag, München 2011. 480 Seiten.

Depressionen und depressive Verstimmungen

Brüser, Elke: Nachgefragt: Depression – aber kein Leben ist jeden Tag glücklich. Gute Pillen - Schlechte Pillen 2008, Heft 01, S. 12.
Degen, Rolf: Lexikon der Psycho-Irrtümer. Warum der Mensch sich nicht therapieren, erziehen und beeinflussen lässt. Piper Verlag, 4. Auflage, München 2008. 376 Seiten.
Faust, Volker: Wie beginnt eine Depression? Warnsymptome erkennen und nutzen lernen. Psychosoziale-gesundheit.net
Faust, Volker: Depressionen – Teil 1: Beschwerdebild – Ursachen – Krankheitsverlauf. Psychosoziale-gesundheit.net
Faust, Volker: Depressionen – Teil 2. Psychosoziale-gesundheit.net
Faust, Volker: Dunkle Jahreszeit = Düstere Stimmung. Mangel an Tageslicht führt zu Stimmungs- und Leistungseinbruch bis zur Winterdepression. Psychosoziale-gesundheit.net
Gregoret, Anne: Krankheiten nach Maß. Dokumentarfilm. Arte 2011.
Rolfsmeier, Nicole: Eingestuft als psychisch krank ... das Risiko von Fehldiagnosen. Schilddruesenguide.de

Chronic Fatigue Syndrome (CFS)

Hilft Rituximab bei chronischem Erschöpfungssyndrom? Aerzteblatt.de, 20.10.2011.
Heinrich, Christian: Die unfassbare Schwäche. Zeit.de,19.03.2010, und Die Zeit, 18.03.2010.
Wikipedia: Chronisches Erschöpfungssyndrom.

Sexualhormone bei Frauen

Arzneimittelkommission der deutschen Ärzteschaft: Psychiatrische Erkrankungen als unerwünschte Arzneimittelwirkung von Mirena. Deutsches Ärzteblatt 2009, Jg. 106, Heft 18.

Feige, Axel et al: Frauenheilkunde. Fortpflanzungsmedizin – Geburtsmedizin – Onkologie – Psychosomatik. Urban & Fischer Verlag, 3. Auflage, München 2006. 1040 Seiten.
Gerhard, Ingrid; Kiechle, Marion (Hrsg.): Gynäkologie integrativ. Konventionelle und komplementäre Therapie. Urban & Fischer Verlag, München 2006. 896 Seiten.
Krebsinformationsdienst: Für gesunde Frauen: Hormone nehmen gegen Wechseljahresbeschwerden?
Marbach, Eva: Östrogen-Dominanz. Die wahre Ursache für PMS und Wechseljahresbeschwerden. Eva Marbach Verlag, 2009. 152 Seiten.
Schuster, Kirsten: Progesteron. Die PTA in der Apotheke, Dezember 2010, S. 38-40.

Sexualhormone bei Männern

Eisenmenger, Michael: Ursachen der erektilen Dysfunktion – Hormonmangel. Netdoktor.at, Stand Juni 2011.
Thalhammer, Matthias: Testosteron. Netdoktor.at, Juni 2009.

Andere Verdauungsbeschwerden

Layer, P. et al.: S3-Leitlinie Reizdarmsyndrom: Definition, Pathophysiologie, Diagnostik und Therapie. Zeitschrift für Gastroenterologie 2011, Heft 49, S. 237-293.
Maintz, Laura; Bieber, Thomas; Novak, Natalija: Die verschiedenen Gesichter der Histaminintoleranz: Konsequenzen für die Praxis. Deutsches Ärzteblatt 2006, Jg. 103, Heft 51-52, A3477-A3483.
Saum-Aldehoff, Thomas: Reizend, dieser Darm! Psychosomatisch oder somatopsychisch: Wie entsteht das "Reizdarmsyndrom"? Psychologie heute 2013, Heft 5, S. 55.
Schuster, Nicole: Weizensensitivität: Wenn Brot Beschwerden macht. Pharmazeutische Zeitung 2013, Heft 48.
Technische Universität München: Hoffnung auf wirksame Medikamente für Patienten. TUM-Forscher sind Ursachen für Reizdarmsyndrom auf der Spur. Pressemitteilung vom 12.08.2010.

Fibromyalgie

Bazzichi, L. e al: Thyroid autoimmunity may represent a predisposition for the development of fibromyalgia? Rheumatology Int., 2012 Feb., vol. 32 no. 2, S. 335-341.
Universität Würzburg: Fibromyalgie: Erster Nachweis erbracht. Pressemitteilung vom 14.03.2013.
Weiss, Thomas: Fibromyalgie – Schmerzen überall. Südwest Verlag 2008, 96 Seiten.

Gewichtszunahme und Insulinresistenz / Schlafstörungen
Bartens, Werner: Diabetes-Risiko: Kurze Nächte, dickes Ende. Süddeutsche.de, 01.02.2012.
Faust, Volker: Schlafstörungen. PDF auf psychosoziale-gesundheit.net
Schellerer, Sabine: Schlafstörungen: Schlaflos durch die Nacht. Pharmazeutische Zeitung 2005, Heft 20.

Pflanzenheilkunde
Bachmann, Christoph: Anxiolytische Wirkung einer Baldrian-Melisse-Kombination. Wirksamkeit bei laborinduziertem Stress. Ars Medica Thema Phytotherapie 2011, Heft 5, S. 797-798.
Bachmann, Christoph: Behandlung des prämenstruellen Syndroms mit einem Extrakt aus Vitex-agnus-castus-Früchten. Eine prospektive, randomisierte, plazebokontrollierte Studie. Ars Medica Thema Phytotherapie 2011, Heft 4, S. 566-568.
Pflanzliches Kombinationspräparat gegen psychische Beschwerden. Verschiedene Studien belegen die Wirksamkeit. Ars Medica Thema Phytotherapie 2011, Heft 3, S. 430-434.
Bäumler, Siegfried: Heilpflanzenpraxis heute. Porträts, Rezepturen, Anwendung. Urban & Fischer Verlag, München 2007. 990 Seiten.
Boblitz, Normann: Therapie klimakterischer Beschwerden mit Cimicifuga racemosa: Erkenntnisse zu Wirkung und Wirksamkeit. In: Journal für Menopause 2002, Jg. 9 Nr. 3, S. 26-30 (Ausgabe für Österreich).
Faust, Volker: Johanniskraut. Psychosoziale-gesundheit.net
Faust, Volker: Baldrian (2). Psychosoziale-gesundheit.net
Fintelmann, Volker; Weiss, Rudolf Fritz: Lehrbuch Phytotherapie. Hippokrates Verlag, 12. Auflage, Stuttgart 2009. 430 Seiten.
Öko-Test Jahrbuch Gesundheit für 2010: Echinaceapräparate: Alter Hut! 09.11.2009. Oekotest.de
Schilcher, Heinz; Kammerer, Susanne; Wegener, Tankred: Leitfaden Phytotherapie. Urban & Fischer Verlag, 4. Auflage, München 2010. 1220 Seiten.
Steinert, Jürgen: Naturarzneimittel: Ins Kraut geschossen. Ökotest Nr. 05 / Mai 2011, S. 36-38.
Steinert, Jürgen: Auf die sanfte Tour. Ökotest Nr. 06 / 2011, S. 36–37.
Test Johanniskrautpräparate: Raus aus dem Tief. Ökotest Nr. 06 / Juni 2011, S. 40–41.
Pflanzliche Arzneimittel: Johanniskraut. Die PTA in der Apotheke, Mai 2010, S. 28.

Heilpraktiker-Behandlung?

Richter, Isolde (Hrsg.): Naturheilkundliche Therapieverfahren. Einführung in die wichtigsten Behandlungsformen. Urban & Fischer Verlag, 2. Auflage, München 2000. 442 Seiten.

Ullmann, Christian: Fakten über die „andere Medizin". Zur Kritik der Stiftung Warentest an den komplementären und alternativen Heilverfahren (CAM). Foitzick Verlag, Augsburg 2006. 248 S.

Homöopatie

DZVhÄ: Stellungnahme des Deutschen Zentralvereins homöopathischer Ärzte (DZVhÄ) zum Thema Impfen.

Neuraltherapie

Weinschenk, Stefan (Hrsg.): Handbuch Neuraltherapie. Diagnostik und Therapie mit Lokalanästhetika. Urban & Fischer Verlag, München 2010. 1106 Seiten.

Dämpfung der Autoimmunerkrankung

Broadhurst, Mara J. et al.: Colitis: IL-22+ CD4+ T Cells Are Associated witz Therapeutic Trichuris trichiura Infection in an Ulcerative Colitis Patient. Science Translational Medicine 2010, Vol. 2, 60ra88.

Braunmiller, Helwi: Peitschenwürmer. Heilsame Parasiten im Magen. Focus.de, 05.12.2009.

Deutsche Morbus Crohn / Colitis ulcerosa Vereinigung DCCV e.V.: Therapie mit Wurmeiern. Dccv.de

Kamphuis, Andrea: Low-Level-Lasertherapie bei Hashimoto-Thyreoiditis. 14. Oktober 2013. Autoimmunbuch.de

Trichuris-suis-Behandlung der Colitis ulcerosa. Deutsches Ärzteblatt 2005, Jg. 102, Heft 47.

Mineralstoffe und Vitamine allgemein

Aerzteblatt.de: Meta-Analyse: Antioxidative Vitamine erhöhen Sterblichkeit. 16.04.2008.

Gröber, Uwe: Orthomolekulare Medizin. Ein Leitfaden für Apotheker und Ärzte. Wisssenschaftliche Verlagsgesellschaft mbH Stuttgart, 2000, 272 Seiten.

Dietl, Hans, Ohlenschläger, Gerhard: Handbuch der Orthomlolekularen Medizin. Karl F. Haug Verlag, Heidelberg, 2. Auflage 1998. 248 Seiten.

Niestroi, Irmgard: Praxis der Orthomlolekularen Medizin. Physiologische Grundlagen, Therapie mit Mikronährstoffen. Hippokrates Verlag GmbH, Stuttgart 1999. 488 Seiten.

Ökotest: Multivitaminpräparate: Gesund ist was anderes. 27.01.2012.

Schmiedel, Volker; et al: Ernährungsmedizin in der Naturheilkunde. Handbuch für die Therapie. Urban & Fischer Verlag, 2. Auflage, München 2001. 400 Seiten.
Schmiedel, Volker; Augustin, Matthias: Leitfaden Naturheilkunde. Methoden, Konzepte und praktische Anwendung. Urban & Fischer Verlag, 5. Auflage, München 2008. 1170 Seiten.
Schmidt, Eduard; Schmidt, Nathalie: Leitfaden Mikronährstoffe. Orthomlolekulare Prävention und Therapie. Urban & Fischer Verlag, München 2004. 696 Seiten.
Strienz, Joachim: Leben mit KPU – Kryptopyrrolurie. Ein Ratgeber für Patienten. Zuckerschwerdt Verlag, Germering 2010. 166 Seiten.
Verbraucherzentralen: Produktverkauf beim Arztbesuch. Eine Analyse von Verbraucherbeschwerden. 2007. 12 Seiten.

Jod

siehe Literatur zu „Oder doch Jodmangel?“ S. 129

Selen

Aerzteblatt.de: Studie gestoppt: Vitamin E und Selen mit potenziellen Risiken in der Prävention des Prostatakarzinoms. 29.10.2008.
Arbeitsgruppe Schilddrüse und Endokrinum der Österreichischen Gesellschaft für Nuklearmedizin: Stellungnahme zur Selensubstitution bei Patienten mit Hashimoto Thyreoiditis.
Gärtner, Roland, et. al.: Selenium supplementation does not decrease thyroid peroxidase antibody concentration in children and adolescents with autoimmune thyreoiditis. Scientific World Journal 2010, Jun 1; vol. 10, S. 990-996.
Gärtner, Roland, et. al.: Selenium supplementation in patients with autoimmune thyroiditis decreases thyroid peroxidase antibodies concentrations. The Journal of Clinical Endocrinology & Metabolism 2002 Apr; vol. 87 no. 4, S. 1687-91.
Nehls, Volker: Hashimoto-Thyreoiditis: eine Indikation für Selen? Immunendokrinologie.de

Magnesium / Eisen / Zink / Vitamin C / Vitamin B12

Burger, Kathrin: Vegetarier müssen keinen Eisenmangel fürchten. Süddeutsche.de, 27.04.2012.
Jabbar, A. et al: Vitamin B12 deficiency common in primary hypothyroidism. Journal Pakistan Medical Association 2008, vol. 58 no. 5, S. 258-261.
Kreuter, Petra: Interview: Magnesium hilft hyperaktiven Kindern. Die PTA in der Apotheke, April 2010, S. 24–25.

Ökotest: Präparate mit Zink plus Vitamin C: Im Sinkflug. 25.11.2011.
Wissenschaft-online.de: Lexikon der Ernährung – Ascorbinsäure.
Herrmann, Wolfgang; Obeid, Rima: Ursachen und frühzeitige Diagnostik von Vitamin-B12-Mangel. Deutsches Ärzteblatt 2008, Jg. 105, Heft 40, S. 680-685.

Vitamin D

Dobnig, Harald: Vitamin-D-Dosierung in Diskussion. Spectrum Osteoporose 2009, Heft 1, S. 35-37.
Kivity, Shaye et al.: Vitamin D and autoimmune thyroid diseases. Cellular & Molecular Immunology 2011, no. 8, S. 243-248.
Insensu.de: Nebenschilddrüsenüberfunktion (Hyperparathyreoidismus).
Melamed, Michal L. et al.:25-hydroxyl Vitamin D Levels and the Risk of Mortality in the General Population. JAMA Archives of Internal Medicine 2008; Vol. 168, No. 15, S. 1629-1637.
Nehls, Volker: Immunologische und metabolische Effekte des Vitamin D. Immunendokrinologie.de
Schilling, Stefan: Epidemischer Vitamin-D-Mangel bei Patienten einer geriatrischen Rehabilitationsklinik. Deutsches Ärzteblatt 2012, Jg. 109, Heft 3, S. 33-38.
Schmidt-Gayk, Heinrich; Roth, Heinz Jürgen: Klinische Wertigkeit der Parathormon-Bestimmung. Sonderdruck der Abbott GmbH & Co. KG. PDF auf Insensu.de
Urashima, Mitsuyoshi et al: Randomized trial of vitamin D supplementation to prevent seasonal influenza A in schoolchildren. The American Journal of Clinical Nutrition. 2010.
Wikipedia: Cholecalciferol.
Zeeb, Hajo; Greinert, Rüdiger: Bedeutung von Vitamin D in der Krebsprävention: Konflikt zwischen UV-Schutz und Anhebung niedriger Vitamin-D-Spiegel? Deutsches Ärzteblatt 2010, Jg. 107, Heft 37, S. 638–643.
Zittermann, Armin et al: An estimate of the survival benefit of improving vitamin D status in the adult german population. Dermatoendocrinology 2009, vol. 1 no. 6, S. 300-206.

Stichwortverzeichnis